Das vorliegende Buch ist sorgfältig erarbeitet worden. Weder Autorin noch Verlag können für eventuelle Nachteile oder Schäden, die aus den im Buch gemachten praktischen Hinweisen resultieren, eine Haftung übernehmen.

Umschlaggestaltung: Robert Gigler
Umschlagfoto: Mauritius
Konzeption und Produktion:
Dr. Reitter & Partner Verlag GmbH, 85591 Vaterstetten
Printed in Germany

ISBN 3-89755-516-6

Inhalt

Kinderkrankheiten 102–113

Altersbeschwerden 114–126

Was Sie beachten sollten

Wenn Sie beginnen, sich mit Hausmitteln selbst zu behandeln, sollten Sie in jedem Fall beachten, daß Hausmittel nie einen Arzt oder Therapeuten ersetzen können.

Hausmittel sind zwar Naturheilmittel, doch genauso wie alle anderen Arzneien können auch sie Nebenwirkungen haben. Nicht alles, was die Natur bietet, ist immer heilend und unschädlich. Genau wie chemische Arzneimittel können Hausmittel ihre Wirkung schon in kleinster Dosierung erreichen.

Folgende Grundregeln sollten Sie deshalb immer berücksichtigen:

- Wenden Sie die Hausmittel genauso sorgfältig an wie andere Medikamente.
- Achten Sie auf eine möglichst exakte Dosierung.
- Nehmen Sie auch Naturheilmittel nicht länger als nötig ein.
- Führen Sie am besten genau Buch über die eigene Hausapotheke und die Anwendung der Mittel.

Gerade wenn Sie erst damit beginnen, sich selbst und Ihre Familie mit Hausmitteln zu behandeln, sollten Sie genau aufschreiben,

- wer welches Mittel eingenommen hat,
- aus welchem Grund es eingenommen wurde,
- wie lange es eingenommen wurde
- und ob es geholfen hat.

Nur so bekommen Sie auf längere Sicht einen Überblick über die Wirkung der von Ihnen angewendeten Hausmittel:

- So können Sie genau feststellen, was Ihnen und Ihrer Familie guttut und vor allem hilft.
- Wenn Sie so ein Buch über einen längeren Zeitraum hinweg führen, wird im Laufe der Zeit Ihr ganz persönliches »Hausmittelbuch« entstehen.

In dieses Buch sind sowohl die aktuellen wissenschaftlichen Erkenntnisse als auch traditionelles Wissen der sogenannten Volksmedizin eingeflossen. Viele Ärzte sind heute schon dazu übergegangen, neben der Schulmedizin Naturheilmittel zu empfehlen, oft auch als Unterstützung einer schulmedizinischen Therapie.

Während einer Schwangerschaft empfiehlt es sich ganz besonders, leichtere Beschwerden wie z.B. Kopfweh statt mit Tabletten mit Tee zu kurieren oder bei Halsweh lieber mit Salbei zu gurgeln, als Medikamente zu schlucken. Grundsätzlich gilt jedoch, daß Schwangere bei stärkeren Beschwerden unbedingt einen Arzt oder Therapeuten zu Rate ziehen sollten, bevor sie zu einem Hausmittel greifen.

Möchten Sie Ihre Beschwerden und Krankheiten mit Hausmitteln behandeln, so beachten Sie bitte folgendes:

- Treten während der Anwendung von Hausmitteln Magenschmerzen, Übelkeit, Durchfall oder allergische Hautreaktionen auf, setzen Sie das Mittel sofort ab!

  Sollten diese Beschwerden nicht zwei Tage nach dem Absetzen des Mittels verschwunden sein, suchen Sie bitte Ihren Arzt oder Therapeuten auf!
- Hausmittel müssen genauso vorsichtig eingesetzt werden wie chemische Arzneimittel. Sie sind nur bedingt für eine Dauerbehandlung geeignet. Setzen Sie das Mittel ab – und wechseln Sie eventuell zu einem anderen –, wenn innerhalb eines angemessenen Zeitraums keine Linderung oder Heilung eintritt.

- Sind Ihre Beschwerden nach spätestens drei Tagen nicht abgeklungen oder ganz verschwunden, suchen Sie unbedingt einen Arzt oder Therapeuten auf!
- Dasselbe gilt, wenn Beschwerden nach dem Absetzen des Hausmittels wieder auftreten: Gehen Sie in solch einem Fall unbedingt zum Arzt! Ein wichtiges Alarmsignal sind starke Schmerzen und hohes Fieber.
- In seltenen Fällen kann es als Reaktion auf ein pflanzliches Heilmittel zu Hautausschlag am ganzen Körper, anschwellenden Schleimhäuten oder zu Atemnot kommen. Bei einer solchen allergischen Reaktion informieren Sie bitte sofort Ihren Therapeuten, Ihren Hausarzt oder den ärztlichen Notdienst.

Nachfolgend finden Sie die verschiedensten Hausmittel für die häufigsten Beschwerden und Erkrankungen mit genauen Hinweisen für Zubereitung und Anwendung. Achten Sie auf eine exakte Dosierung. Nur so können die Heilmittel ihre Wirkung entfalten. Beachten Sie außerdem die Hinweise auf mögliche Allergien und Unverträglichkeiten.

Beschwerden im Kopfbereich

Die Versuchung ist groß, bei Schmerzen im Kopfbereich zur Tablette zu greifen, denn solche Schmerzen sind unangenehm, und man möchte sie so schnell wie möglich wieder loswerden. Schmerzen sind jedoch ein Alarmsignal des Körpers; treten sie häufiger ohne erkennbare Ursache auf, ziehen Sie einen Arzt oder Therapeuten zu Rate.

Heuschnupfen – Pollenallergien

Augentrosttee:

Zubereitung: Übergießen Sie 1 Teelöffel Augentrostkraut mit 1 Tasse heißem Wasser.
Anwendung: Trinken Sie täglich dreimal eine kleine Tasse davon.

Kalter Gesichtsguß:

Anwendung: Richten Sie regelmäßig zweimal täglich den Duschkopf der Handbrause für etwa 5 bis 10 Sekunden auf die Nase und lassen Sie kaltes Wasser darüberlaufen.

Zwiebeln:

Anwendung: Legen Sie rohe Zwiebelscheiben in ein Glas Wasser. Trinken Sie täglich ein Glas davon.

Kopfschmerzen

Sie treten bei manchen Menschen häufig und regelmäßig auf. Zunächst sind die Ursachen meist unbekannt; versuchen Sie auf jeden Fall, diese von einem Arzt herausfinden zu lassen. Einige Hausmittel ohne Nebenwirkungen können Sie aber getrost und ohne Risiko unabhängig davon ausprobieren.

Ätherische Öle:

Anwendung: Reiben Sie die Schläfen mit ein paar Tropfen Pfefferminz- oder Mentholöl ein.
Achtung: Neurodermitis-Patienten und Kleinkinder unter 18 Monaten dürfen nicht mit ätherischen Ölen behandelt werden. Es kann zu Haut- bzw. Schleimhautreizungen kommen.

Eisauflage:

Gegen Kopf- und Migräneschmerzen, wenn Sie nicht an Nackenschmerzen oder Schnupfen leiden.
Anwendung: Falten Sie ein Mulltuch auf Stirnbreite, geben Sie mehrere Eisstückchen hinein, und legen Sie sich das Tuch auf die Stirn.

Kaltes Armbad:

Es bewirkt einen klaren Kopf und ist anregend.
Anwendung: Halten Sie die Hände und Unterarme ein paar Minuten unter fließendes kaltes Wasser. Anschließend reiben Sie die Haut mit einem rauhen Handtuch trocken.
Achtung: Wenn Sie wegen Herzkranzbeschwerden behandelt werden, dürfen Sie kalte Armbäder nur nach Rücksprache mit Ihrem Arzt machen!

Kräutertees:

Bewährt haben sich Tees aus Hopfen, Ingwer, Kamille, Lavendel, Melisse, Minze oder Rosmarin.
Zubereitung: Übergießen Sie je 1 Teelöffel der getrockneten Kräuter oder einen Teelöffel frisch geriebene Ingwerwurzel mit 1 Tasse kochendem Wasser, 5 Minuten ziehen lassen.
Anwendung: Trinken Sie bei Bedarf 1 bis 2 Tassen Tee schluckweise.

Malzessig:

Anwendung: Inhalieren Sie den Dampf von Malzessig und kochendem Wasser, zu gleichen Teilen gemischt.

Malzessigauflage:

Äußerlich gegen Kopfschmerz.
Anwendung: Weichen Sie ein zusammengefaltetes Stück Packpapier in Malzessig ein, pressen Sie es sich gegen die schmerzende Stirn.

Meerrettichauflage:

Gegen Kopf- und auch Zahnschmerzen.
Zubereitung: Reiben Sie 1/4 Stange frischen Meerrettich. Geben Sie den Raspeln 2 bis 3 Teelöffel Wasser zu. Streichen Sie diesen Brei messerrückendick auf ein Leinentuch.
Anwendung: Legen Sie das bestrichene Tuch bei Kopfschmerzen in den Nacken. Nehmen Sie die Auflage nach 3, spätestens 5 Minuten wieder ab.
Achtung: Testen Sie vor der Meerrettichauflage, wie die Haut darauf reagiert. Bei Überreaktionen und Hautrötungen reiben Sie die Haut vorher mit ungesalzener Butter, Schmalz oder Vaseline ein.

Mutterkrautblätter:

Auch Mutterkamille oder Fieberkraut genannt. Gegen Migräneanfälle, vor allem, wenn diese kurz vor dem Einsetzen der Menstruation auftreten.
Anwendung: Nehmen Sie 1 Teelöffel frische zerhackte Blätter oder 1/4 Teelöffel getrocknete Blätter ohne weitere Zusätze ein, am besten als Kur über 4 bis 6 Wochen.

Holundertee:

Bei Kopfweh und einer beginnenden Grippe.
Zubereitung: Übergießen Sie 2 Eßlöffel Holunderblüten oder getrocknete Früchte mit 1/4 Liter kochendem Wasser; 10 Minuten ziehen lassen, abseihen.
Anwendung: Trinken Sie täglich über den Tag verteilt 3 Tassen.

Zitronenschale:

Anwendung: Reiben Sie die Schläfen mit der Schale einer ungespritzten Zitrone ein.
Achtung: Bei Hautekzemen und Kleinkindern unter 18 Monaten dürfen Sie dieses Hausmittel nicht anwenden!

Zwiebelpackung:

Zubereitung: Hacken Sie eine große Zwiebel klein, die Stücke wickeln Sie in eine Gazebinde.

Anwendung: Legen Sie diese Packung für 20 Minuten in den Nacken. Danach geben Sie ein warmes Handtuch darüber.

Nasenbluten

Zum Nasenbluten kommt es, wenn kleine Adern in der Nase platzen, etwa durch einen Stoß oder Schlag. Tritt Nasenbluten häufig auf oder ist die Blutung nach $^1/_2$ Stunde nicht gestillt, sollten Sie unbedingt einen Arzt zu Rate ziehen.

Bindfaden:

Wickeln Sie um den kleinen Finger der entgegengesetzten Hand einen Bindfaden, bei Blutungen aus dem rechten Nasenloch um den kleinen Finger der linken Hand, zwischen dem vorderen und mittleren Gelenk. Bei Blutungen aus dem linken Nasenloch wird der kleine Finger der rechten Hand umwickelt. Der Bindfaden bleibt etwa 2 Minuten am Fingergelenk. Blutet der Patient aus beiden Nasenlöchern, müssen Sie die Gelenke beider kleiner Finger umwickeln.

Kalte Kompressen:

Anwendung: Befeuchten Sie Tücher mit kaltem Wasser, und legen Sie diese auf Nacken, Nase und Stirn. Während die naßkalten Tücher aufliegen, soll man nicht sprechen und sich nicht schneuzen.

Zitronensaft:

Zubereitung: Träufeln Sie Zitronensaft auf einen Wattebausch.

Anwendung: Stecken Sie den getränkten Wattebausch in das blutende Nasenloch.

Ohrenschmerzen

Ohrenschmerzen sind immer eine besonders unangenehme Sache. Treten sie auf, sollten Sie umgehend einen Arzt oder Therapeuten aufsuchen. Eine vorübergehende Linderung bei nur leichten Schmerzen, nachts oder am Wochenende können Ihnen einige Hausmittel verschaffen.

Braunwurz:

Äußerlich als Einlage.
Zubereitung: Übergießen Sie 2 bis 3 Eßlöffel Braunwurzkraut oder -wurzeln mit 1/4 Liter kochendem Wasser, 10 Minuten ziehen lassen. Nach dem Abkühlen auf einen Wattebausch träufeln und ins Ohr stecken.

Königsöl:

Zubereitung: Zerzupfen Sie 30 Gramm frische Königskerzenblüten, geben Sie diese in eine Flasche und gießen Sie 100 Gramm reines, kaltgepreßtes Olivenöl darauf. Die Ölmischung muß 3 bis 4 Wochen in der Sonne stehen; schütteln Sie die Flasche täglich gut durch. Anschließend seihen Sie das Öl durch ein Leinentuch ab.
Anwendung: Träufeln Sie bei akuten Ohrenschmerzen mit einer Pipette bis zu dreimal täglich 3 Tropfen des Öls in das schmerzende Ohr.

Ohrkerzen:

Anwendung: Stecken Sie eine Ohrkerze in das kranke Ohr, und zünden Sie sie an. Die entstehende Wärme reguliert den Innenohrdruck auf das Trommelfell, die Schmerzen klingen ab.

Salz:

Zubereitung: Füllen Sie ein Mullsäckchen mit Salz, erhitzen Sie es im Backofen.
Anwendung: Halten Sie das warme Salzsäckchen einige Zeit an das schmerzende Ohr.

Zahnschmerzen

Zahnschmerzen können mitunter fast unerträglich sein. Der Besuch beim Zahnarzt ist unerläßlich! Sie können die Schmerzen bis zum Behandlungstermin beim Arzt jedoch lindern.

Gewürznelken:

Anwendung: Kauen Sie eine Gewürznelke, oder massieren Sie ein paar Tropfen Gewürznelkenöl ins Zahnfleisch ein.

Meerrettichauflage:

Zubereitung: Reiben Sie 1/4 Stange Meerrettich. Die Raspel vermischen Sie mit 2 bis 3 Eßlöffeln Wasser. Diesen Brei streichen Sie etwa messerrückendick auf ein Leinentuch.
Anwendung: Legen Sie die Leinentuchauflage 3, höchstens 5 Minuten auf die betroffene Wange.
Achtung: Meerrettich ist sehr scharf. Es kann zu Hautrötungen und -reizungen kommen. Sehr empfindliche Haut sollten Sie vorher mit ungesalzener Butter oder Schweinefett einreiben.
Bei Ekzemkranken und Kleinkindern sollten Sie dieses Hausmittel nicht anwenden.

Wirsingauflage:

Wirkt schon nach einer halben Stunde durch die abschwellende Wirkung der Kohlenzyme.
Zubereitung: Schneiden Sie aus frischen Wirsingblättern die dicke Mittelrippe heraus, und walken Sie die Blätter mit einem Nudelholz so lange, bis sie weich sind. Dann legen Sie diese auf einen Leinenlappen.
Anwendung: Drücken Sie diese Packung auf die Wange über dem schmerzenden Zahn.

Zimtöl:

Anwendung: Reiben Sie mehrmals täglich einige Tropfen des unverdünnten Öls auf die schmerzende Stelle im Mund.

Erkältungs-krankheiten

Erkältungskrankheiten dürften wohl jedem bekannt sein: ein kratzender Hals, eine laufende Nase, Niesen und Husten. Im Volksmund nennt man das »Grippe« – und benutzt eigentlich eine falsche Bezeichnung, denn Grippe ist medizinisch gesehen eine Viruskrankheit. Erkältungskrankheiten, die man als »Grippe« bezeichnet, sind meist "grippale Infekte«. Hustenreiz und Schnupfen gehören ebenso dazu wie Fieber oder ein Nebenhöhlenkatarrh.
Bis vor wenigen Jahren hat man auch grippale Infekte mit Antibiotika zu bekämpfen versucht – meist allerdings vergeblich, denn der Infekt wird dadurch nicht völlig ausgeheilt. Hausmittel können bei Erkältungen schneller helfen. Wendet man sie vorbeugend an, stärkt das die Abwehrkräfte des Körpers und hilft, Krankheitserregern entgegenzuwirken. So manches Hausmittel kann auch bei chronischen Erkrankungen der Bronchien, bei Asthma und Raucherkatarrh Linderung, oft sogar Heilung bringen.

Bronchitis und Husten

Bronchitis und Husten sind oft Begleiter von grippalen Infekten. Hier haben vor allem Heilpflanzen mit ätherischen Ölen eine gute Wirkung. Sie erleichtern morgens nach dem Aufstehen das Abhusten des zähen Schleims. Anwendungsmöglichkeiten finden Sie in den nachfolgenden Abschnitten.
Achtung: Ist ein Husten mit Fieber, Nachtschweiß oder blutigem Auswurf verbunden, suchen Sie Ihren Arzt oder Therapeuten auf! Das gilt auch, wenn die Behandlung mit Hausmitteln nicht eine baldige, spürbare Linderung der Beschwerden bringt.

Chronischer Husten

Dazu zählen die chronische Bronchitis, Asthma, Lungenemphysem und die Staublunge. Bei chronischem Husten fällt es dem Patienten schwer, den in der Lunge festsitzenden Schleim am Morgen abzuhusten.

Königskerzentee:

Zubereitung: Übergießen Sie 2 Teelöffel Königskerzenblüten mit $1/4$ Liter kochendem Wasser; 10 Minuten ziehen lassen, abseihen. Mit 1 Teelöffel Honig oder Fruchtzucker süßen.
Anwendung: Trinken Sie täglich morgens vor dem Aufstehen 1 Tasse des Tees.
Achtung: Diabetiker dürfen nur mit Fruchtzucker süßen und müssen diesen mit den Broteinheiten verrechnen!

Schlüsselblumentee:

Zubereitung: Übergießen Sie 2 Teelöffel Schlüsselblumenblüten mit $1/4$ Liter kochendem Wasser; 10 Minuten ziehen lassen, abseihen. Sie können den Tee mit 1 Löffel Honig oder Fruchtzucker süßen.
Anwendung: Trinken Sie täglich dreimal 1 Tasse davon.
Achtung: Diabetiker dürfen nur mit Fruchtzucker süßen und müssen dies mit den Broteinheiten verrechnen!

Zwiebelsirup:

Zubereitung: Pürieren Sie eine große Gemüsezwiebel in $1/8$ Liter Wasser; verkochen Sie den ausgepreßten Saft mit 150 Gramm braunem Kandis- oder Rohrzucker zu einem Sirup. Sie können auch den Zucker mit der gehackten rohen Zwiebel ansetzen und Saft ziehen lassen. Dann pressen Sie alles aus.
Anwendung: Nehmen Sie stündlich 1 Teelöffel davon ein.
Achtung: Dieses Hausmittel ist für Diabetiker ungeeignet!

Krampfartiger Husten und Keuchhusten

Bei einem Husten dieser Art sollten Sie in jedem Fall einen Arzt aufsuchen. Hausmittel erleichtern den Krankheitsverlauf.

Bier:

Ein Schlaftrunk bei Grippeerkrankungen mit Husten.
Zubereitung und Anwendung: Kochen Sie $^{1}/_{2}$ Liter dunkles Bier auf; geben Sie 4 Eßlöffel Honig oder Fruchtzucker dazu. Trinken Sie das Bier noch warm.

Feldthymiantee:

Zubereitung: Übergießen Sie 1 bis 2 Teelöffel des Krauts mit 1 Tasse kochendem Wasser; 10 Minuten ziehen lassen, abseihen.
Anwendung: Trinken Sie dreimal täglich 1 Tasse.

Fettkrauttee:

Zubereitung: Übergießen Sie 2 Teelöffel Fettkraut mit 1 Tasse kochendem Wasser; 10 Minuten ziehen lassen, abseihen.
Anwendung: Trinken Sie drei- bis viermal täglich 1 Tasse davon.

Lungenkrauttee:

Zubereitung: Übergießen Sie 2 Teelöffel des Krauts mit 1 Tasse kochendem Wasser; 10 Minuten ziehen lassen, abseihen.
Anwendung: Trinken Sie dreimal täglich 1 Tasse davon.

Reizhusten

Reizhusten tritt bei fast jeder Erkältung auf, die sich bis in den Rachen und/oder Kehlkopf hinunterzieht.

Thymian-Salbei-Teemischung:

Zubereitung: Mischen Sie je 1 Handvoll Thymian und Eukalyptusblät-

ter und je die halbe Menge Salbei und Holunderblüten. Übergießen Sie 1 Eßlöffel der Mischung mit 1 Tasse kochendem Wasser; 10 Minuten ziehen lassen, abseihen.
Anwendung: Trinken Sie sechsmal täglich 1 Tasse davon. Bereiten Sie sich am besten eine Tagesration zu, die Sie in einer Thermosflasche aufheben können.
Achtung: Der Tee ist wegen der Holunderblüten schweißtreibend. Möchten Sie diese Wirkung vermeiden, lassen Sie die Holunderblüten weg.

Kiefernharzmilch:

Vor allem gegen Bronchialasthma und den damit verbundenen Reizhusten wirksam.
Zubereitung: Lösen Sie 1 Teelöffel Sternkiefernharz, 1 Tropfen Lavendelöl und 1 Löffel Honig in 1 Tasse warmer Milch auf.
Anwendung: Trinken Sie dreimal täglich 1 Tasse davon.

Husten ohne erkennbare Ursache

Zunächst sollten Sie dafür sorgen, daß Ihre Wohnung möglichst frei von Hustenauslösern ist. Wischen Sie feucht Staub, lassen Sie die Raumluft nicht zu heiß und zu trocken werden, beseitigen Sie eventuelle Schimmelherde an den Wänden sofort.

Früchteelixier:

Zubereitung: Mischen Sie 10 Gramm getrocknete Heidelbeeren, 10 Gramm Hagebutten und 10 Gramm Kressesamen. Lassen Sie die Mischung 3 Minuten in 1 Liter herbem, naturreinem Weißwein aufkochen. Danach abseihen und 20 Gramm Alantwurzel für 1 Tag in die Weinmischung legen. Nochmals abseihen und das Früchteelixier in Flaschen abfüllen.
Anwendung: Trinken Sie 2 bis 3 Wochen lang dreimal täglich 1 Likörglas des Elixiers vor und nach dem Essen.

Heiße Milch mit Honig:

Löst den Schleim in den Bronchien.

Zubereitung: Geben Sie auf 1 Tasse vollfette Milch (keine H-Milch oder Magermilch!) 1 Eßlöffel Honig. Erhitzen Sie das Ganze (nicht kochen!) in einem kleinen Topf.

Anwendung: Trinken Sie nach Bedarf 1 Tasse der Milch.

Milch mit Emser Salz:

Als Gurgelmittel gegen Husten.

Zubereitung: Mischen Sie 1 Teelöffel Emser Salz (in Apotheken, Drogerien und Reformhäusern) mit je 1 Tasse heißer Milch und Mineralwasser.

Anwendung: Gurgeln Sie mit zwei Dritteln innerhalb 1/4 Stunde; den Rest trinken Sie schluckweise.

Achtung: Patienten mit Bluthochdruck sollten mit diesem Hausmittel nur gurgeln.

Muskatwickel:

Zubereitung: Streichen Sie ungesalzenes Schweineschmalz oder Vaseline messerrückendick auf einen Leinenlappen (etwa 10x10 Zentimeter). Geben Sie nun 1/2 Teelöffel Muskatnußpulver (oder Muskatblüte, dann ist die Wirkung stärker!) auf das Fett, und streichen Sie es gut ein.

Anwendung: Legen Sie den Muskat-Fett-Lappen auf die Brust, die Sie mit einem großen Wollschal umwickeln. Er bleibt über Nacht am Körper. Sie können ihn jeden zweiten Tag anwenden.

Senfpulver:

Schnell und wirkungsvoll.

Anwendung: Mischen Sie 1 Teelöffel Senfpulver (nur vom milden schwarzen Senf!) mit etwas Wasser zu einem Brei. Geben Sie diesen Brei ins Badewasser (oder in einen Eimer für ein Fußbad). Sie können auch in Senfwasser getauchte Handtücher als heiße Kompresse um die Brust wickeln.

Ysop:

Zum Inhalieren.

Anwendung: Geben Sie 2 Tropfen Ysopöl in eine Schüssel mit heißem

Wasser. Inhalieren Sie für 10 Minuten den aufsteigenden Dampf. Mehrmals täglich wiederholen.

Zum Einreiben.
Anwendung: Mischen Sie 3 Tropfen Ysopöl mit 2 Eßlöffeln Mandelöl. Reiben Sie täglich die Brust damit ein.

Zitrone mit Olivenöl:

Zubereitung: Mischen Sie zu gleichen Teilen Olivenöl mit Zitronensaft; gut durchschütteln.
Anwendung: Nehmen Sie diese Mischung in kleinen Schlucken ein.
Achtung: Wenden Sie dieses Hausmittel nicht bei Neigung zu Sodbrennen oder Durchfall an!

Hals- und Rachenentzündung

Zu erkennen sind diese Entzündungen an Trockenheit und Kratzen in Mund und Rachen. Zusätzlich treten schnell auch Schluckbeschwerden auf. Hausmittel als Gurgelmittel, heilender Tee oder Wickel haben meist guten und schnellen Erfolg.
Achtung: Entwickelt sich die Halsentzündung zu einer Angina mit Fieber und eitrigen Belägen auf den Mandeln, müssen Sie auf jeden Fall einen Arzt aufsuchen!

Apfelessig:

Zubereitung: Verrühren Sie 1 Eßlöffel Honig und 1 Teelöffel Apfelessig in 1 Glas heißem Wasser.
Anwendung: Mehrmals täglich langsam und schluckweise trinken.

Bibernelle-Melissen-Teemischung:

Wenn sich die Rachen- und Halsentzündung zu einem Kehlkopfkatarrh verschlimmert hat.
Zubereitung: Mischen Sie je 1 Eßlöffel Bibernellewurzel, Salbeiblätter, Johannis- und Melissenkraut. Schneiden Sie Wurzeln und Kräuter klein. Für eine Tasse Tee übergießen Sie 1 Eßlöffel der Mischung mit

1 Tasse kochendem Wasser; 15 Minuten ziehen lassen, durch ein Mulltuch abseihen.
Anwendung: Trinken Sie dreimal täglich 1 Tasse des Tees.

Eichenrindentinktur:

Als Tee oder Gurgelmittel.
Zubereitung: Zerstoßen Sie 2 Eßlöffel Eichenrinde im Mörser, weichen Sie sie über Nacht in 0,2 Liter Wodka oder Korn ein. Nach 12 Stunden fügen Sie 1 Tasse Wasser zu und verschließen das Ganze dicht mit Alufolie. Im Backofen muß es bei 180 °C eine Stunde schmoren. Dann durch einen Kaffeefilter abseihen.
Anwendung als Tee: Mischen Sie 1 Eßlöffel der Tinktur mit 1 Tasse kochendem Wasser. Süßen Sie mit Honig oder Fruchtzucker. Trinken Sie drei- bis fünfmal täglich 1 Tasse des Tees.
Anwendung als Gurgelmittel: Vermischen Sie 1 Teelöffel der Tinktur mit 1 Tasse stillem Mineralwasser. Gurgeln Sie drei- bis fünfmal täglich damit.

Kamillentee:

Zubereitung: Übergießen Sie 2 Teelöffel Kamillenblüten mit $^1/_4$ Liter kochendem Wasser; 10 Minuten zugedeckt ziehen lassen, abseihen. Nach dem Abkühlen geben Sie 1 Teelöffel Butter oder Distelöl zu, damit die Schleimhäute sich schneller beruhigen.
Anwendung: Gurgeln Sie, bis die Hals- und Rachenentzündung abgeklungen ist, stündlich damit.

Knoblauch mit Zitrone:

Bei Halsschmerzen.
Zubereitung: Zerdrücken Sie 2 Knoblauchzehen, und verrühren Sie sie mit 2 Eßlöffeln Olivenöl im Saft einer Zitrone.
Anwendung: Nehmen Sie dreimal täglich einen Teelöffel davon ein.

Leinsamentee:

Zum Gurgeln und als Halswickel.
Zubereitung: Lassen Sie 3 Eßlöffel Leinsamen im Kühlschrank in 1 Tasse vollfetter Milch quellen. Dann geben Sie 2 Tassen Wasser dazu und kochen die Mischung kurz auf.

Anwendung als Gurgelmittel: Gurgeln Sie mit der abgeseihten Flüssigkeit.
Anwendung als Halswickel: Streichen Sie den abgefilterten Leinsamen auf ein Leinentuch, und legen Sie dieses als Halswickel an.

Malzessig:

Als Gurgelmittel und zum Inhalieren.
Zubereitung als Gurgelmittel: Mischen Sie Essig und Salz in warmem Wasser.
Zubereitung zum Inhalieren: Geben Sie 1 Teil Malzessig auf 4 Teile heißes Wasser; inhalieren Sie den aufsteigenden Dampf.

Quittenwein:

Bei konstitutioneller Heiserkeit.
Zubereitung: Schneiden Sie 2 reife Quitten klein, und legen Sie diese mit je 1 Zweig Rosmarin und Thymian und 2 Gewürznelken in einen Tontopf. Nun bringen Sie 1 Liter herben, naturreinen Weißwein mit der Quitten-Gewürz-Mischung zum Kochen. Lassen Sie den Topf nach dem Abkühlen unberührt eine Woche ruhen. Geben Sie 2 Eßlöffel Honig oder Fruchtzucker zu, erhitzen Sie das Ganze nochmals auf 180 Grad. Nach weiteren 10 Tagen in einem kühlen Keller oder im Kühlschrank können Sie den Wein abseihen. Ist er trüb, müssen Sie ihn nochmals erhitzen und abfiltern, bis er klar bleibt.
Anwendung: Nehmen Sie dreimal täglich 1 Eßlöffel davon ein.
Achtung: Diabetiker dürfen nur mit Fruchtzucker süßen und müssen dies mit den Broteinheiten verrechnen!

Zitronensaft:

Zum Trinken oder als Gurgelmittel.
Zubereitung: Mischen Sie den Saft von 1/4 Zitrone mit etwa 1/8 Liter kochendem Wasser.
Anwendung: Gurgeln Sie mit der ungesüßten Mischung dreimal täglich etwa 1 Minute lang.

Zitronen-Salz-Mischung:

Zubereitung: Mischen Sie den Saft einer Zitrone mit 1/2 Teelöffel Meersalz oder Emser Salz und einem Glas Wasser.

Anwendung: Gurgeln Sie drei- bis viermal täglich damit.
Achtung: Patienten mit Bluthochdruck sollten keine Salzlösungen anwenden!

Zwiebelmilch:

Bei Halsschmerz und Husten.
Zubereitung: Schneiden Sie 3 große Zwiebeln mit den Schalen (entfernen Sie nur die äußerste) klein, und schichten Sie sie in einen Tontopf. 1 Gewürznelke, 1 Teelöffel braunen Zucker und 1 Zweiglein Thymian zugeben und alles mit Wasser bedecken. Lassen Sie die Mischung etwa 2 Stunden auf kleiner Flamme köcheln. Dann abseihen und den Saft aus den Zwiebeln pressen. Mischen Sie jeweils 1/2 Tasse des Zwiebelsafts mit 1/2 Tasse heißer Milch.
Sie können den Zwiebelsaft auch kalt ausziehen: Schichten Sie dafür den Zucker und die kleingehackten Zwiebeln für 12 Stunden in einen Topf, dann geben Sie das Wasser zu und pressen alles aus.
Anwendung: Trinken Sie zwei- bis dreimal täglich 1 Tasse davon.

Schnupfen, Stirnhöhlen- und Kieferhöhlenentzündung

Bei einer Erkältung ist Schnupfen besonders unangenehm, denn die Nase läuft und läuft. Oft geraten Krankheitserreger bis in die Stirn- und Kiefernebenhöhlen, was zu einer Entzündung führen kann. Ein schnelles Vorgehen ist nun wichtig, bevor die Stirn- oder Kieferhöhlenentzündung chronisch wird. Denn dann läßt sie sich nur sehr schwer ausheilen.
Achtung: Behandeln Sie einen Stirnhöhlenkatarrh mit Hausmitteln, sollte innerhalb von 2 Stunden eine deutliche Besserung des Gesundheitszustandes eintreten. Ist das nicht der Fall, suchen Sie unbedingt einen Arzt oder Therapeuten auf!

Ätherische Öle:

Erhitzt wirken sie gut auf die Schleimhäute der Nase, machen sie wieder frei. Zum Inhalieren eignen sich ätherische Öle von Arnika, Beifuß,

Eukalyptus, Latschenkiefer, Lavendel, Melisse, Pomeranze, Rosmarin oder Zitrone.
Zubereitung: Geben Sie in eine Schüssel 3 bis 5 Tropfen eines Öls; gießen Sie darüber 1 Liter heißes Wasser.
Anwendung: Bedecken Sie Kopf und Schüssel mit einem Tuch. Atmen Sie die Dämpfe der ätherischen Öle abwechselnd durch Mund und Nase ein. Wiederholen Sie die Anwendung zwei- bis dreimal täglich.
Achtung: Manche Patienten reagieren auf ätherische Öle mit Hautreizungen. Setzen Sie in diesem Fall das Hausmittel ab!
Vorsicht: Ätherische Öle sind für Säuglinge und Kleinkinder unter zwei Jahren ungeeignet!

Bienenwaben:

Gegen Stirnhöhlenentzündungen. Sie bekommen Bienenwaben im Reformhaus oder beim Imker.
Anwendung: Kauen Sie 1 Stückchen Bienenwabe (etwa 1 Quadratzentimeter groß), das noch Bienenhonig enthält, zusammen mit 4 bis 5 Fenchel- oder Anissamen etwa sechsmal täglich jeweils eine Viertelstunde lang.

Emser Salz:

Macht die Nase wieder frei.
Zubereitung: Kochen Sie 1 gestrichenen Teelöffel Emser Salz in 1/8 Liter Wasser kurz auf, abkühlen lassen.
Anwendung: Träufeln Sie 1 Pipettenfüllung der Mischung mehrmals täglich in die Nase.

Fieber

Fieber tritt manchmal bei einer starken Erkältung auf. Bekämpfen Sie das Fieber nicht gleich mit Medikamenten, denn es ist eine natürlich Reaktion des Körpers und leitet die Abtötung der Krankheitserreger ein. Fühlt sich der Patient allerdings sehr schwach, sackt der Kreislauf ab oder steigt es auf über 39 °C (was vor allem bei Kindern schnell der Fall ist), sollten Sie einen Arzt hinzuziehen.

Essigstrumpf:

Zur Senkung des Fiebers.

Zubereitung: Mischen Sie 1 Teil Essig mit 5 Teilen zimmerwarmem Wasser (insgesamt $^1/_4$ bis $^1/_2$ Liter Flüssigkeit). Tauchen Sie Baumwollkniestrümpfe in die Mischung, die sie danach gut auswringen.

Anwendung: Ziehen Sie dem Patienten die Strümpfe an. Umwickeln Sie beide Beine dann mit wollenen Tüchern. Damit das Bettzeug trocken bleibt, können Sie auch eine Plastikfolie darunter- und darüberlegen. Die Essigstrümpfe bleiben etwa 1 Stunde am Bein. Sie können die Anwendung zwei- bis dreimal täglich durchführen, bis das Fieber gesunken ist.

Kalte Wadenwickel:

Zubereitung: Tauchen Sie 2 Leinentücher in zimmerwarmes Wasser, und falten Sie sie zusammen.

Anwendung: Umwickeln Sie beide Unterschenkel vom Knöchel bis zum Knie; dabei sollten die Tücher faltenfrei liegen. Darüber kommt je ein trockenes Baumwolltuch und ein Wolltuch. Der Wickel sollte 20 bis höchstens 30 Minuten liegenbleiben; dann abnehmen. Sie können erneut einen frischen Wickel anlegen, wenn der erste Wickel vom Patienten erwärmt wurde. Blieb der erste Wickel jedoch kalt oder friert der Patient, müssen Sie den Wickel entfernen.

Achtung: Kalte Wickel, die länger als 40 Minuten aufliegen, haben oft die gegenteilige Wirkung, und es entsteht ein Wärmerückstau.

Vorsicht: Das Wasser für den Wadenwickel darf nie zu kalt sein! Bei Fieberschüben könnte es sonst zu Kreislaufbeschwerden kommen. Je höher das Fieber ist, desto wärmer sollte das Wasser sein.

Gerstenwasser mit Honig:

Zubereitung: Kochen Sie 50 Gramm Gerste in 2 Litern Wasser, bis die Flüssigkeit zur Hälfte verdampft ist. Fügen Sie 2 Eßlöffel Honig oder Fruchtzucker hinzu. Lassen Sie die Mischung auf Zimmertemperatur abkühlen, geben Sie den Saft von 1 Zitrone zu.

Anwendung: Trinken Sie das Gerstenwasser schluckweise über den Tag verteilt.

Zur Vorbeugung von Erkältungen

Um Erkältungen vorzubeugen, kann man eine ganze Menge tun. Dann kommen Sie in der naßkalten Jahreszeit vielleicht um eine Erkältung herum. Haben Sie nasse Füße bekommen oder mußten Sie sich in einer zugigen, nassen Umgebung aufhalten, können Sie mit ein paar »Sofortmaßnahmen« einer drohenden Erkältung vorbeugen.

Ätherische Öle:

Eukalyptus, Fichtennadeln, Melisse oder Thymian als Badezusatz.
Anwendung: Geben Sie dem Badewasser 5 bis 8 Tropfen eines ätherischen Öls zu.
Achtung: Ekzempatienten und Kleinkinder dürfen nicht mit ätherischen Ölen behandelt werden.

Holunderblütentee:

Zur Vorbeugung, stärkt die körpereigenen Abwehrkräfte.
Zubereitung: Übergießen Sie 1 gehäuften Teelöffel Holunderblüten mit 1/4 Liter kochendem Wasser; 10 Minuten ziehen lassen, abseihen. Nach Geschmack mit 1 Teelöffel Honig oder Fruchtzucker süßen.
Anwendung: Trinken Sie den Tee mäßig warm und nach 3 bis 4 Stunden eine weitere Tasse.
Achtung: Diabetiker dürfen nur mit Fruchtzucker süßen und müssen dies mit den Broteinheiten verrechnen!

Lindenblütentee:

Bei besonderer Ansteckungsgefahr im Spätherbst und im Frühjahr zu empfehlen.
Zubereitung: Übergießen Sie 1 Teelöffel getrocknete Lindenblüten mit 1/4 Liter kochendem Wasser; 10 Minuten ziehen lassen, abseihen. Süßen Sie mit 1 Teelöffel Honig oder Fruchtzucker.
Anwendung: Trinken Sie 1 Tasse Tee mäßig warm. Nach 3 bis 4 Stunden eine weitere Tasse.
Achtung: Diabetiker dürfen nur mit Fruchtzucker süßen und müssen dies mit den Broteinheiten verrechnen!

Wassertreten:

Bei regelmäßiger Anwendung ein gutes Abhärtungsmittel für den Körper.

Anwendung: Gehen Sie bis zu den Waden 1 bis 3 Minuten lang in kaltem Wasser, in Tau oder Schnee bis zu den Knöcheln. Danach reiben Sie die Füße mit einem rauhen Tuch ab, bis sie sich normal und warm anfühlen.

Achtung: Leiden Sie unter einer Kreislaufanomalie, beraten Sie sich vorher mit Ihrem Hausarzt oder Therapeuten.

Hautprobleme

Heutzutage treten Hautprobleme immer häufiger auf. Dabei sind es nicht nur Pickel oder Hautunreinheiten, sondern echte Hautkrankheiten wie die Schuppenflechte oder Gürtelrose, die uns zu schaffen machen. In jedem Fall gehört die Behandlung solcher Hauterkrankungen in die Hände eines Arztes. Unterstützend kann aber so manches Hausmittel helfen.

Abszesse

Abszesse und Geschwüre müssen sich öffnen, bevor sie abheilen können. Seit alters her werden sie mit Mitteln aus der Natur erfolgreich behandelt.

Bockshornkleeauflagen:

Sie sind besonders gut zum »Aufziehen« von Abszessen und Furunkeln geeignet und auch, wenn feste Geschwüre »aufweichen« sollen.
Zubereitung: Verrühren Sie 1 Eßlöffel gemahlenen Bockshornkleesamen mit etwas abgekochtem warmem Wasser zu einem dicken Brei. Das Wasser muß abgekocht sein, damit beim Auflegen auf den Furunkel keine zusätzlichen Keime eindringen können. Streichen Sie den Brei auf ein Mulläppchen.
Anwendung: Legen Sie das mit Bockshornklee bestrichene Mulläppchen, so warm es der Patient aushält, auf die zu behandelnde Stelle. Lassen Sie es etwa 15 bis 20 Minuten einwirken. Wiederholen Sie den Umschlag mehrmals täglich, auch nach dem Aufgehen des Eiterherdes, bis die Haut an der Oberfläche glatt, weich und normal gefärbt ist.

Buchsbaumsaft:

Er heilt Ekzeme von innen nach außen ab. »Reinigen« Sie den Körper etwa eine Woche lang von innen; danach beginnen Sie mit der äußerlichen Behandlung der Haut.

Zubereitung des Buchsbaumsaftes: Mischen Sie 1 Teelöffel Buchsbaumsaft mit 30 Milliliter Rosentinktur, 70 Milliliter Süßholzsaft (etwa im Verhältnis 1:1 verdünnt) und 250 Milliliter Wein; erhitzen Sie die Mischung.
Anwendung: Trinken Sie 8 Tage lang täglich dreimal ein Likörgläschen des Buchsbaumsaft-Wein-Gemischs.
Achtung: Nehmen Sie bei Bluthochdruck keinen Süßholzsaft ein; er wirkt blutdrucksteigernd.

Buchsbaum-Olivenöl:

Wenden Sie es nach der Buchsbaum-Trinkkur (s. o.) äußerlich an.
Zubereitung: Vermischen Sie 3 Teelöffel Buchsbaumsaft mit 4 Teelöffeln Olivenöl.
Anwendung: Tupfen Sie die Hautausschläge und Ekzeme mit dieser Mischung vorsichtig ab, und verbinden Sie sie dann. Dreimal täglich wiederholen.

Eisenkrautkompresse:

Lassen Sie diese Kompresse etwa eine Stunde lang auf die wunde Stelle einwirken; nach dem Austrocknen erneuern Sie die Auflage. Bis der Eiterherd verschwunden ist, zweimal täglich anwenden.
Zubereitung: Kochen Sie 1 Eßlöffel getrocknetes Eisenkraut in einem Mullsäckchen etwa 3 Minuten lang in Wasser auf, oder hängen Sie es in Wasserdampf.
Anwendung: Legen Sie das warme Krautsäckchen für mindestens 1 Stunde auf die Wunde.

Kohlblätter:

Man legt sie auf Geschwüre, Schwellungen und Verhärtungen. Sie heilen dann besser ab. Legen Sie Kohl wegen seines Enzymgehalts nicht in offene Wunden.
Zubereitung: Hacken Sie die frischen Blätter aus dem Inneren eines Weißkohls sehr fein. Leidet der Patient an sehr trockener Haut, können Sie den gehackten Kohl mit dickem Rahm (Schmand) verrühren.
Anwendung: Wickeln Sie die gehackten Kohlblätter in ein Stück Gaze, und legen Sie dies auf die betroffene Stelle. Umwickeln Sie alles locker mit einer Mullbinde, mit Bandagen oder Pflastern. Nach und

nach werden Eiter und Verhärtungen aus der Wunde gezogen. Wechseln Sie den Kohlwickel täglich mehrmals.

Lärchensalbe:

Lindernd bei Ekzemen, Hautausschlägen und Hautflechten.
Zubereitung: Verrühren Sie 10 Gramm frische Lärchenbaumspitzen im Mixer zu einem Brei, erwärmen Sie ihn kurz, und rühren Sie ihn in 100 Gramm frisches Schweineschmalz oder Vaseline ein. Erhitzen Sie Pflanzenteile immer bei hohen Temperaturen in Fett, damit keine Infektionsgefahr entsteht. Das heiße Fett (oder die Vaseline) durch ein Mulltuch abseihen.
Anwendung: Die Lärchensalbe mehrmals täglich direkt auf die trockene, rissige Haut oder juckenden Stellen geben.

Leinsamensäckchen:

Zum »Aufziehen« von Furunkeln und Geschwüren, schmerzlindernd.
Zubereitung: Füllen Sie ein Mull- oder Leinensäckchen in der dem Geschwür oder Furunkel entsprechenden Größe mit ganzen Leinsamen, und hängen Sie es für 10 Minuten in siedendes Wasser oder Wasserdampf. Bei sehr trockener Haut können Sie 1 Teelöffel Olivenöl einrühren. Das Kochwasser des Leinsamens können Sie, vermischt mit 1 Eßlöffel Essig, zur Wundbehandlung verwenden.
Anwendung: Lassen Sie das Leinsamensäckchen auf etwa 42 Grad abkühlen (oder auf eine niedrigere Temperatur, falls der Patient 42 Grad als zu heiß empfindet. Das Säckchen muß aber so warm wie nur möglich aufgelegt werden!), und legen Sie es auf die schmerzende Stelle. Mit einem Wolltuch so umwickeln, daß es fest am Körper anliegt. Etwa 30 Minuten einwirken lassen.
Gut wirkt dieses Hausmittel, wenn Sie das Pflaster über Nacht auflegen (dann noch je 2 Tropfen Thymian- und Rosmarinöl zufügen).

Salzwasser:

Gegen hartnäckigen Juckreiz bei Geschwüren und Abszessen.
Zubereitung: Lösen Sie 5 Teelöffel Kochsalz in 1 Liter kaltem, abgekochtem Wasser auf.
Anwendung: Tränken Sie einen Wattebausch mit dieser Salzwasserlösung, und reiben Sie die betroffenen Stellen damit ein.

Für einen Umschlag tränken Sie einen mehrlagigen Mullappen mit Salzwasser; auf die betroffenen Stellen legen und mit einer Mullbinde befestigen. Nach dem Trocknen gießen Sie erneut Salzlösung darüber. Reiben Sie bei Eiterungen auf keinen Fall, andere Hautstellen könnten infiziert werden.

Schafgarbentee:

Bei Ekzemen innerlich anwenden.
Zubereitung: Überbrühen Sie 1 Eßlöffel Schafgarbentee aus Blüte und Kraut mit $^1/_4$ Liter kochendem Wasser, 3 Minuten ziehen lassen, abseihen.
Anwendung: Trinken Sie den Tee schluckweise.
Tip: Der Tee hat sich als Vorbeugungsmittel für Infektionen bei Operationen bewährt. Trinken Sie ihn dann 3 Tage vor und 10 Tage nach einer Operation.

Schafgarbenkompressen:

Beschleunigt die Heilung.
Zubereitung: Kochen Sie 1 Eßlöffel Schafgarbenblätter, 1 Eßlöffel Hirtentäschelkrauttee oder je $^1/_2$ Handvoll der frischen Kräuter in $^1/_4$ Liter kochendem Wasser für 1 Minute auf. Sie können den Tee auch in einem Säckchen über Dampf hängen.
Anwendung: Legen Sie diese Blätter und Kräuter warm und feucht über einem Stück Verbandmull direkt auf die Wunde. Ist der Verband trocken, mehrmals täglich erneuern.

Thymian:

Wirkt bei Furunkeln und Hautentzündungen antiseptisch, vermindert außerdem starke Narbenbildungen bei schlecht heilenden Wunden.
Zubereitung: Geben Sie 3 Tropfen Thymianöl in 1 Tasse lauwarmes abgekochtes Wasser.
Anwendung: Betupfen Sie die betroffenen Körperstellen mit diesem Thymianöl-Wasser. Die Mischung können Sie nicht aufheben, denn das ätherische Öl verdunstet relativ schnell; nach 6 Stunden ist keinerlei Thymianwirkstoff mehr darin enthalten.

Vogelmierenkompressen und -salbe:

Die Salbe gibt es in der Apotheke. Sie wirkt lindernd bei Ekzemen.
Anwendung: Tränken Sie eine Mullkompresse mit dem Aufguß des Vogelmierenkrauts, und legen Sie diese auf die entsprechende Hautstelle. Das frische Kraut ist besonders wirksam. Die Vogelmierensalbe verwenden Sie nach Packungsbeilage.

Akne und Hautunreinheiten

Augentrostaufguß:

Als Gesichtswaschungen gegen Hautunreinheiten und Akne.
Zubereitung: Übergießen Sie 2 Teelöffel Augentrostkraut mit $1/4$ Liter kochendem Wasser; 10 Minuten ziehen lassen, abseihen und abkühlen lassen.
Anwendung: Waschen Sie sich damit regelmäßig morgens und abends das Gesicht ab.

Brennesseltee:

Zur innerlichen Anwendung.
Zubereitung: Übergießen Sie 1 Handvoll Brennesseln mit kochendem Wasser; 10 Minuten ziehen lassen.
Anwendung: Trinken Sie zwei- bis dreimal täglich 1 Tasse des Tees.

Honig und Milch:

Gegen Hautunreinheiten, besonders bei Pickeln und Pusteln.
Zubereitung: Mischen Sie Honig und Milch zu gleichen Teilen, fügen Sie den Saft von $1/2$ Zitrone zu. Die Mischung in einer Flasche gut durchschütteln.
Anwendung: Streichen Sie jeden Abend das Gesicht damit ein; am nächsten Morgen mit lauwarmem Wasser abwaschen.

Karottensaft:

Gegen Akne und Pickel; reinigt den Körper von innen.
Anwendung: Trinken Sie täglich ein- bis zweimal $1/2$ Glas frisch gepreßten Karottensaft.

Lavendelöl:

Gegen Akne.

Zubereitung: Mischen Sie 5 Tropfen ätherisches Lavendelöl mit 2 Eßlöffeln Mandelöl.

Anwendung: Tragen Sie die Lavendel-/Mandelölmischung zweimal täglich auf.

Lavendel-Arnika-Essig:

Bei Akne.

Zubereitung: Geben Sie 20 Gramm Lavendelblüten und 10 Gramm Arnikablüten in eine Flasche mit 1 Liter Apfelessig. 2 Wochen in der Sonne stehen lassen, täglich morgens und abends gut schütteln. Dann seihen Sie die Mischung ab und füllen sie in eine gut verschließbare Flasche.

Anwendung: Geben Sie einen Schuß des Essigs ins Waschwasser. Oder betupfen Sie die Aknestellen mit einem damit getränkten Wattebausch.

Schafgarbentee:

Innerlich gegen Akne.

Zubereitung: Übergießen Sie 4 Teelöffel Schafgarbenkraut oder -blüten mit 1 Tasse kochendem Wasser, 10 Minuten ziehen lassen, abseihen.

Anwendung: Trinken Sie morgens und abends schluckweise je 1 Tasse Tee.

Hautausschläge

Hier helfen viele Pflanzen äußerlich als Umschlag. Die Anwendung bleibt – wenn nicht anders angegeben – immer gleich: Tränken Sie ein Leinenläppchen mit dem lauwarmen Aufguß, und betupfen Sie die befallen Hautstellen damit.

Ackerschachtelhalm:

Zubereitung: Übergießen Sie 2 Eßlöffel Ackerschachtelhalmkraut mit 1/4 Liter kochendem Wasser.

Alantaufguß:

Zubereitung: Übergießen Sie 1 bis 2 Teelöffel Alantwurzeln mit 1/2 Liter Wasser.

Borretschaufguß:

Zubereitung: Übergießen Sie 2 bis 5 Eßlöffel Kraut mit 1/4 Liter kochendem Wasser.

Gänseblümchen:

Zubereitung: Übergießen Sie 4 bis 5 Eßlöffel Blüten mit 1/4 Liter kochendem Wasser.

Kamille:

Zubereitung: Geben Sie 3 Eßlöffel Blüten in 1/4 Liter kochendes Wasser.

Leinsamen:

Zubereitung: Vermischen Sie die zerstoßene Samen mit Wasser zu einem Brei. Nach kurzer Quellzeit auftragen.

Taubnessel:

Zubereitung: Übergießen Sie 2 Eßlöffel Blüten mit 1/4 Liter kochendem Wasser.

Heublumenbad:

Lindert Hautausschläge. Sie bekommen den fertigen Badeextrakt in der Apotheke oder stellen ihn selbst her.
Zubereitung: Übergießen Sie 500 Gramm Heublumen mit etwa 3 Litern kaltem Wasser. Bis zum Sieden erhitzen, 1/2 Stunde ziehen lassen, abseihen. Geben Sie den Aufguß ins Badewasser.
Anwendung: Baden Sie bei einer Temperatur von etwa 38 Grad; Badezeit etwa 15 Minuten.

Warzen

Bärlauchsaft:

Anwendung: Geben Sie einige Tropfen frisch gepreßten Bärlauchsaft auf die Warzen. Wiederholen Sie diese Behandlung mehrmals.

Knoblauchöl:

Anwendung: Streichen Sie täglich ein paar Tropfen davon auf die Warzen.

Löwenzahnsaft:

Anwendung: Betupfen Sie die Warzen mehrmals täglich mit dem weißen Milchsaft des Löwenzahns.

Rizinusöl:

Anwendung: Reiben Sie die Warzen 2 bis 3 Wochen lang mehrmals täglich mit einigen Tropfen Rizinusöl ein.

Speichel:

Anwendung: Bestreichen Sie die Warzen immer wieder mit dem eigenem Speichel.

Wunde oder spröde Haut

Wunde oder spröde Haut entsteht oft bei Menschen, die viel stehen oder gehen müssen. Oft kommt es zu schwieligen und rissigen Stellen an den Füßen.

Bärlauch-Heilöl:

Zubereitung: Rühren Sie 10 Gramm Bärlauch, 5 Gramm Ringelblumenblüten, je 2 Gramm Rosmarin- und Lavendelblüten in warmes Olivenöl ein; 3 Minuten köcheln lassen. Nach dem Erkalten über Nacht kühl stellen. Am nächsten Tag noch einmal erhitzen und 10 Minuten lang gut durchrühren. Nach dem Erkalten auf Handwärme durch ein Mulltuch abseihen und in ein gut verschließbares Glasgefäß abfüllen.

Anwendung: Tragen Sie das Öl bei Bedarf dünn auf die betroffenen Stellen auf.

Hirschtalg:

Ein Gemisch aus Rindertalg und Schmierseife aus der Apotheke. Gegen rissige und wunde Stellen, bei aufgesprungenen Lippen und gegen wundgeriebene Stellen an der Innenseite der Oberschenkel.
Anwendung: Reinigen Sie die betroffenen Stellen zunächst mit warmem Wasser und einer milden Seife. Danach tragen Sie etwas Hirschtalg auf und massieren ihn leicht ein.

Rizinusöl:

Vor allem, wenn die Hautentzündungen durch Scheuern oder Schwitzen entstanden sind.
Anwendung: Reiben Sie die betroffenen Stellen vorsichtig mit ein paar Tropfen Rizinusöl ein.

Auf- und Durchliegeschäden

Auf- und Durchliegeschäden entstehen häufig bei Patienten, die viel liegen müssen oder bettlägerig sind. Die Haut wird schlechter durchblutet; es kommt zu schmerzhaften offenen Stellen. Meist sind davon die Fersen und das Gesäß betroffen.

Ringelblumensalbe:

Aus der Apotheke, gegen offene Stellen.
Anwendung: Bestreichen Sie die betroffenen Stellen regelmäßig zwei- bis dreimal täglich dick mit der Salbe; dann mit einem Baumwolltuch abdecken.

Erfrierungen und Frostbeulen

Erfrierungen und Frostbeulen müssen in jedem Fall von einem Arzt behandelt werden. Hausmittel helfen äußerlich als Umschlag.

Eberraute:

Zubereitung: Übergießen Sie 2 Teelöffel der Blätter mit 1 Tasse kochendem Wasser.
Anwendung: Äußerlich als Umschlag.

Eichenrindenbad:

Für rasche und anhaltende Linderung.
Zubereitung: Übergießen Sie 2 bis 3 Eßlöffel Eichenrinde mit 1 Liter kaltem Wasser; zum Sieden bringen und 5 Minuten kochen. Dann abseihen und einem Hand- oder Fußbad zusetzen.
Anwendung: Baden Sie die betroffenen Gliedmaßen bei etwa 40 Grad etwa 10 bis 20 Minuten darin.

Mönchsbalsam und Myrrhentinktur:

Bei Frostbeulen und aufgesprungener Haut.
Anwendung: Massieren Sie die befallen Körperstellen mit Mönchsbalsam bzw. Myrrhentinktur aus der Apotheke.

Die folgenden Rezepte wenden Sie als Umschlag an:

Roßkastanie:

Zubereitung: Übergießen Sie 2 Eßlöffel Rinde mit 1/2 Liter kochendem Wasser.

Walnuß:

Zubereitung: Übergießen Sie 3 Teelöffel Walnußschalen oder -blätter mit 2 Tassen Wasser.

Fusspilz und Hautpilz

Beinwell-Rosmarin-Balsam:

Zubereitung: Vermischen Sie 20 Gramm Beinwellwurzeln und 10 Gramm Rosmarin in 3/4 Liter Olivenöl; im Wasserbad zunächst kalt aufsetzen. Das Ganze eine halbe Stunde erhitzen (es darf aber nicht kochen!), anschließend auf Körpertemperatur abkühlen. Die Ölmischung durch ein Mulltuch abseihen, ausdrücken und über Nacht stehenlassen. Am nächsten Tag 40 Gramm Bienenwachs schmelzen, nach und nach die Beinwell-Rosmarin-Olivenöl-Mischung zugeben. Es soll eine salbenartige Konsistenz entstehen, die Sie bei Bedarf durch eine weitere Zugabe von Bienenwachs erreichen.
Anwendung: Tragen Sie den Beinwell-Rosmarin-Balsam auf die von Hautpilz betroffenen Körperstellen auf.

Bingelkrautaufguß:

Zubereitung: Übergießen Sie 1 Handvoll getrocknetes Waldbingelkraut mit 3 Litern kaltem Wasser; zum Sieden bringen und 1 Minute kochen lassen. Nach dem Abseihen mit 2 Litern lauwarmem Wasser verdünnen.
Anwendung: Geben Sie den Aufguß in eine Fußbadewanne oder einen Eimer; baden Sie Ihre Füße regelmäßig morgens und abends etwa 10 Minuten lang darin.

Gürtelrose

Gürtelrose ist eine überaus schmerzhafte Krankheit der Hautnerven.

Bockshornklee-Teemischung:

Von innen schmerzlindernd.
Zubereitung: Mischen Sie je 10 g Bockshornklee, Hafer, Wacholder und Melisse. Übergießen Sie 1 Eßlöffel der Mischung mit sprudelnd kochendem Wasser, 15 Minuten ziehen lassen.
Anwendung: Trinken Sie dreimal täglich 1 Tasse möglichst heißen Tee.

Johanniskrautöl:

Aus der Apotheke.

Anwendung: Betupfen Sie die betroffenen Hautpartien sehr vorsichtig mit Johanniskrautöl. Solange Bläschen vorhanden sind, können Sie die entsprechenden Stellen mit einem ölgetränkten Läppchen bedecken.

Leinöl:

Für eine spürbare Erleichterung, wohltuend.

Anwendung: Betupfen Sie die betroffenen Hautstellen vorsichtig mit einem in Leinöl getränkten Läppchen.

Hühneraugen

Hauswurzsaft:

Zerquetschen Sie fleischige Blätter vom Echten Hauswurz.

Anwendung: Träufeln Sie den frischen Saft auf die Hühneraugen, legen Sie außerdem noch ein leicht zerquetschtes Hauswurzblatt darüber. Befestigen Sie alles mit einer Mullbinde, und lassen Sie es über Nacht einwirken.

Mauerpfeffer:

Anwendung: Legen Sie die frisch zerstoßenen Pflanzenblätter auf.

Achtung: Der Saft der Pflanze darf nicht in die Augen gelangen, denn er schädigt das Sehvermögen auf Dauer!

Terpentin:

Anwendung: Tauchen Sie ein Stückchen Stoff in Terpentin, wringen Sie es aus, und binden Sie es über Nacht auf das Hühnerauge. Wiederholen Sie dies solange, bis das Hühnerauge weich wird und schließlich verschwindet.

Zitronen:

Anwendung: Binden Sie die Scheibe einer frisch aufgeschnittenen Zitrone über Nacht auf das Hühnerauge. Führen Sie diese Behandlung so lange durch, bis es verschwunden ist.

Schweißfüße und Schweißhände

Eichenrindenkonzentrat:

Zubereitung: Setzen Sie 20 Gramm Eichenrinde in 2 Litern kaltem Wasser an; kochen sie es so lange, bis die Hälfte der Flüssigkeit verdampft ist. Nach dem Erkalten geben Sie 10 Gramm Ringelblumenblüten hinzu und rühren vorsichtig um. Mindestens 12 Stunden soll alles gut durchziehen, dann seihen Sie es durch ein Mulltuch ab.
Anwendung: Waschen Sie morgens und abends Ihre Füße in dem Konzentrat; anschließend an der Luft trocknen lassen.

Kamillebad:

Zubereitung: Übergießen Sie 1 Handvoll Kamillenblüten mit 1 Liter kochendem Wasser; 10 Minuten ziehen lassen, nach dem Abseihen mit 1 Liter lauwarmem Wasser verdünnen.
Anwendung: Geben Sie diesen verdünnten Aufguß in eine große Schüssel, baden Sie Füße oder Hände einmal täglich etwa 15 Minuten darin.

Schuppenflechte

Die Schuppenflechte ist eine unheilbare Hautkrankheit, die man nach dem heutigen Stand der Medizin nur lindern kann.

Kamillenaufguß:

Zum Entfernen verkrusteter Hautausschläge. Erst danach können Sie Salben und Salbenverbände auflegen.
Zubereitung: Übergießen Sie 2 gehäufte Teelöffel Kamille mit $^1/_4$ Liter kochendem Wasser; 10 Minuten ziehen lassen, abseihen.
Anwendung: Nach dem Abkühlen auf etwa 40 Grad tauchen Sie eine Mullkompresse ein und legen diese für etwa 5 Minuten auf die betroffenen Körperstellen. Danach nehmen Sie ein etwas rauheres Leinenläppchen, tauchen es auch in den Aufguß und entfernen mit leicht kreisenden Bewegungen die nun aufgeweichten Krusten.

Leinöl:

Zur Entfernung von Restherden der Schuppenflechte, trockenen Ekzemen und schrundiger Haut an Händen und Füßen.
Anwendung: Reiben Sie die betroffenen Körperstellen regelmäßig mehrmals täglich mit ein paar Tropfen reinem Leinöl ein.

Rindenkompressen:

Zubereitung: Zerreiben Sie je 10 Gramm Weiden- und Eichenrinde und 10 Gramm Leinsamen im Mörser; dann mit heißem Wasser zu einem Brei verrühren. Geben Sie noch 1 Teelöffel Obstessig und 3 Tropfen Arnikablütentinktur zu.
Anwendung: Schlagen Sie die Rindenmischung in ein baumwollenes Tuch ein, und legen Sie es auf die befallenen Stellen.

Salzbad:

Zur Linderung.
Anwendung: Lösen Sie 1 Kilogramm Salz in einem warmem, nicht zu heißen Bad auf. Die gleiche Wirkung erzielen Sie mit 60 Gramm Kohleteer.

Sonnenbrand

Heutzutage müßte sich niemand mehr einen Sonnenbrand holen. Sonnenschutzmittel schützen gut und nahezu perfekt. Die meisten sind allergiegetestet und mit ausreichend hohen Lichtschutzfaktoren für jeden Hauttyp ausgestattet. Schon wegen einer eventuellen Hautkrebsgefahr sollten Sie einen Sonnenbrand auf jeden Fall vermeiden. Ist es doch einmal passiert, empfehlen sich diese Hausmittel.

Labkrautbad:

Schmerzlindernd.
Zubereitung: Übergießen Sie 100 Gramm getrocknetes Labkraut mit 2 Litern kaltem Wasser. Zum Sieden bringen, 1 bis 2 Minuten kochen lassen, abseihen.
Anwendung: Setzen Sie den Sud dem Badewasser zu. Badetemperatur nicht über 35 Grad; Badedauer etwa 10 bis 15 Minuten.

Quarkauflage:

Zubereitung: Mischen Sie 5 Eßlöffel Magerquark mit soviel Milch, daß der Quark gut streichfähig wird.
Anwendung: Streichen Sie den Brei auf einen Leinenlappen, und legen Sie diesen auf die betroffenen Hautstellen. Solange die Quarkauflage kühlt, bleibt sie liegen; danach erneuern Sie den Umschlag.

Verbrennungen und Verbrühungen

In der Küche oder im Sommer beim Grillen sind solche Verletzungen leider keine Seltenheit. Schwere Verbrennungen, Verbrühungen, Verkohlungen oder gar große Brandwunden müssen sofort von einem Arzt behandelt werden! Bei kleineren Verletzungen helfen folgende Hausmittel.

Essig:

Erste-Hilfe-Mittel bei Verbrennungen und Verbrühungen, wenn keine offenen Brandwunden vorhanden sind.
Anwendung: Mischen Sie Essig und Wasser im Verhältnis 1:1. Tauchen Sie die verbrannten Körperstellen sofort in diese Mischung, oder legen Sie ein mit dem Essigwasser getränktes Tuch auf.

Kaltes Wasser:

Bei Verbrennungen. Es kann Brandblasen verhindern.
Anwendung: Tauchen Sie die verbrannten Stellen sofort in kaltes Wasser, oder halten Sie sie unter fließendes kaltes Wasser. Bei offenen Brandwunden geben Sie Eiswürfel in einen Beutel, bedecken dann die verbrannte Hautstelle mit einem keimfreien Mulltuch und legen den Eisbeutel darauf.

Verletzungen

Verletzungen passieren immer wieder einmal, egal ob beim Sport, bei der Garten- und Hausarbeit oder auf dem Spielplatz. Bei leichten Verletzungen sind einige Hausmittel als Erste-Hilfe-Maßnahme gut anzuwenden. Bei schweren Verletzungen müssen Sie selbstverständlich einen Arzt aufsuchen!

Arnikaaufguß, Arnikasalbe und Arnikatinktur:

Bei Verstauchungen, Verrenkungen, Zerrungen oder Schwellungen nach Knochenbrüchen. Schlecht heilende Wunden werden mit Arnikaumschlägen und -bädern behandelt; Blutergüsse heilen schneller. Arnika hat sich auch bei hartnäckigen Unterschenkelgeschwüren bewährt.
Zubereitung des Aufgusses: Übergießen Sie 2 Teelöffel getrocknete Arnikablüten mit 1/4 Liter kochendem Wasser, 10 Minuten ziehen lassen, abseihen und auf Zimmertemperatur abkühlen lassen.
Zubereitung der Tinktur: Verdünnen Sie 1 Teelöffel der Arnikatinktur aus der Apotheke mit 1/4 Liter lauwarmem Wasser.
Anwendung: Tränken Sie Verbandmull oder Watte mit dem Arnikaaufguß oder der verdünnten Tinktur, legen Sie diese auf die zu behandelnde Stelle, und umwickeln Sie sie mit einer Binde. Sobald der Umschlag getrocknet ist, müssen Sie ihn erneut mit der Flüssigkeit befeuchten. Sie müssen den Verband dazu nicht abnehmen. Er sollte aber auf jeden Fall luftdurchlässig sein; bedecken Sie ihn daher nicht mit Plastikfolie.
Achtung: Manche Menschen reagieren auf Arnika allergisch. Es kann zu Bläschen auf der Haut kommen. Dann müssen Sie die Behandlung sofort abbrechen! Weniger allergiegefährlich ist Ringelblumensalbe (aus der Apotheke).

Ringelblumenaufguß:

Eine Alternative bei allergischen Reaktionen auf die Heilpflanze Arnika. Als Umschlag bei Sportverletzungen und für Wunden.
Zubereitung: Übergießen Sie 1 bis 2 Teelöffel Ringelblumenblüten mit 1/4 Liter kochendem Wasser; 10 Minuten ziehen lassen, abseihen. Auf Zimmertemperatur abkühlen.
Anwendung: Tauchen Sie Verbandmull oder Watte in den Aufguß, legen Sie diese auf die schmerzende Stelle, und umwickeln Sie alles mit einer Binde. Sobald der Umschlag ausgetrocknet ist, befeuchten Sie ihn neu. Der Verband kann dabei am Körper bleiben; er sollte aber auf jeden Fall luftdurchlässig sein. Nie mit Plastik abdecken!

Essigsaure Tonerde:

Bei Zerrungen, Prellungen, Verstauchungen und Verrenkungen.
Zubereitung: Verrühren Sie 1 Eßlöffel essigsaure Tonerde mit einem Glas Wasser.
Anwendung: Tränken Sie ein Stückchen Mullverband oder Watte in dieser Mischung, legen Sie diese auf die schmerzenden Stellen, und umwickeln Sie alles mit einer Mullbinde. Wenn der Umschlag ausgetrocknet ist, müssen Sie ihn erneut mit der Flüssigkeit tränken, brauchen ihn dazu jedoch nicht abzunehmen. Legen Sie ihn immer luftdurchlässig ohne Plastikumhüllung an.

Franzbranntwein:

Zur Kühlung bei Prellungen, Zerrungen, Verstauchungen, stumpfen Verletzungen oder Knochenbrüchen.
Anwendung: Tränken Sie ein Stückchen Mullbinde oder Watte mit Franzbranntwein, legen Sie es auf die verletzte Stelle, und umwickeln Sie diese mit einer Mullbinde. Ist der Umschlag ausgetrocknet, müssen Sie ihn erneut befeuchten. Auch hier ist wichtig: Der Verband muß immer luftdurchlässig bleiben.

Johanniskrautöl:

Als Einreibung oder Auflage bei kleinen Verletzungen, schmerzlindernd bei Verrenkungen, Verstauchungen, Blutergüssen und schlecht heilenden Wunden.
Anwendung: Tränken Sie ein Mulläppchen mit dem Johanniskrautöl, und legen Sie dies auf die schmerzende Stelle. Fixieren Sie es mit einer Mullbinde. Wechseln Sie den Verband täglich.

Kaltes Wasser:

Als Erste-Hilfe-Maßnahme bei Zerrungen, Verrenkungen und Blutergüssen. Sie können Schwellungen und Schmerzen vermeiden, wenn Sie sofort nach der Verletzung einen Kaltwasserumschlag machen.
Anwendung: Tränken Sie einen Mullverband oder eine Stück Watte mit kaltem Wasser, legen Sie sie auf die schmerzende oder verletzte Stelle. Mit einer Mullbinde umwickeln, nach dem Austrocknen erneut mit kaltem Wasser beträufeln. Der Verband muß dabei nicht abgenommen werden, er soll aber luftdurchlässig sein.

Kamillenaufguß:

Zur Behandlung von Schürfwunden, schlecht heilenden Wunden und Entzündungen.

Zubereitung: Übergießen Sie 2 Teelöffel Kamillenblüten mit 1/4 Liter kochendem Wasser; 10 Minuten ziehen lassen, abseihen.

Anwendung: Tauchen Sie ein Stück Watte oder Verbandmull in den Kamillenaufguß, legen Sie ihn auf die schmerzende Stelle, und umwickeln Sie alles mit einer Binde. Nach dem Austrocknen befeuchten Sie ihn erneut. Dabei müssen Sie ihn nicht abnehmen. Der Verband muß luftdurchlässig angelegt sein.

Majoransalbe:

Durch ätherische Öle schmerzlindernd bei Verrenkungen, Prellungen, Zerrungen und Verstauchungen. Sie können die Salbe in der Apotheke kaufen oder selbst herstellen.

Zubereitung: Übergießen Sie 3 Teelöffel pulverisierten Majoran mit 1 Eßlöffel Weingeist. Ein paar Stunden stehenlassen. Vermischen Sie diesen Ansatz mit 2 Eßlöffeln frischer, ungesalzener Butter; erhitzen Sie alles 5 Minuten im Wasserbad. Durch ein Mulltuch abseihen und abkühlen lassen.

Anwendung: Bestreichen Sie ein Mulläppchen mit der Majoransalbe und legen Sie dieses auf die Wunden oder schmerzenden Stellen; mit einer Mullbinde fixieren. Der Verband sollte täglich gewechselt werden.

Petersilie mit Eischnee:

Bei verstauchten Gelenken und Schwellungen.

Zubereitung: Vermischen Sie 2 gehäufte Eßlöffel gehackte frische Petersilie mit dem zu Eischnee geschlagenen Eiweiß von 3 Eiern. Auf ein Leinentuch streichen.

Anwendung: Legen Sie das Tuch auf das verstauchte Gelenk; befestigen Sie es mit einer elastischen Binde. Erneuern Sie den Umschlag alle 2 Stunden, bis das Gelenk schmerzfrei ist.

Herz- und Kreislauf-Beschwerden

Zumindest zeitweise leiden viele Menschen unter Herz-Kreislauf-Beschwerden. Hier sollten Sie in jedem Fall einen Arzt aufsuchen. Eine Selbstbehandlung mit Hausmitteln ist nicht angebracht!

Anders verhält es sich dagegen mit »Überlastungsschäden«, deren Ursache in ungesunden Lebensgewohnheiten, in Streß oder Überforderung liegen und die sich auf Herz und Kreislauf auswirken: nervöse Unruhe, Herzklopfen und schnelles Ermüden gehören dazu. Nach Rücksprache mit dem Arzt können Sie Hausmittel immer dann anwenden, wenn keinerlei organische Veränderungen des Herzens vorliegen. Nach einer überstandenen Krankheit oder nach einer Operation dauert es bei manchen Menschen auch lange, bis sie wieder fit sind; daran kann ebenso der Kreislauf schuld sein.

Bluthochdruck

Er muß immer von einem Arzt behandelt werden. Mit entsprechenden Medikamenten oder einer Kur wird man versuchen, einen deutlich erhöhten Blutdruck zu senken. Ist der Blutdruck nur leicht erhöht, eigentlich noch nicht »richtig« behandlungsbedürftig, können Teemischungen helfen.

Baldrian-Pomeranzen-Tee:

Blutdrucksenkend.

Zubereitung: Mischen Sie je 20 Gramm Baldrianwurzeln, Pomeranzenblätter, Kamillenblüten und je 10 Gramm Lavendelblüten und Rosmarin. Übergießen Sie 1 Eßlöffel der Mischung mit 1 Tasse kochendem Wasser; 15 Minuten ziehen lasen. Nach Geschmack mit Honig süßen.

Anwendung: Trinken Sie zweimal täglich 1 Tasse lauwarm.
Achtung: Diabetiker dürfen den Tee nur ungesüßt trinken!

Knoblauch:

Blutdrucksenkend.
Anwendung: Essen Sie so oft wie möglich frischen Knoblauch, z.B. in Salaten, Suppen, Gemüsegerichten.

Mais:

Blutdrucksenkend.
Zubereitung: Übergießen Sie 5 Eßlöffel Maisnarben mit 1 Tasse kochendem Wasser; 10 Minuten ziehen lassen, abseihen.
Anwendung: Trinken Sie jeden zweiten Tag 1 Tasse davon.

Mistel-Immergrün-Tee:

Wirkt ausgleichend auf den Blutdruck. Der Tee eignet sich für niedrigen wie für hohen Blutdruck.
Zubereitung: Mischen Sie 1 Handvoll Mistelblätter mit je 1 Eßlöffel Immergrün- und Olivenbaumblättern. Zerkleinern Sie die Blätter, und geben Sie sie mit 1 Liter kaltem Wasser in einen Tontopf. Sie müssen über Nacht, aber mindestens 12 Stunden ziehen. Dann durch ein Mulltuch abseihen. Erwärmen Sie den Tee kurz vor dem Trinken; geben Sie jeder Tasse noch 1 Teelöffel Brennesselsaft zu.
Anwendung: Trinken Sie dreimal täglich 1 Tasse Tee. Süßen Sie nach Geschmack mit Honig.
Achtung: Diabetiker dürfen ihren Tee nur ungesüßt trinken!

Rosmarintee:

Blutdrucksenkend.
Zubereitung: Übergießen Sie 1 Teelöffel Rosmarinblätter mit 1 Tasse kochendem Wasser; 10 Minuten ziehen lassen, abseihen.
Anwendung: Trinken Sie täglich höchstens 2 bis 3 Tassen davon.
Achtung: Erhöhen sie die Dosis auf keinen Fall!
Vorsicht: Schwangere dürfen keinen Rosmarintee trinken!

Herzstärkung

Stehen Sie unter ständigem Leistungsdruck, und müssen Sie oft gegen Streß und Hektik ankämpfen, dann sollten Sie frühzeitig beginnen, Herz und Kreislauf zu stärken. So können Sie Abnutzungserscheinungen des Herzens frühzeitig vorbeugen. Eine ernsthafte Erkrankung darf bei der Anwendung von Hausmitteln nicht vorliegen.

Basilikumöl:

Gegen Herzklopfen, stärkend.
Anwendung: Reiben Sie mit dem unverdünnten Öl die Brust in der Herzgegend ein.

Orangenblütenöl oder Neroliöl:

Beruhigt ein zu schnell schlagendes Herz; stärkend.
Anwendung: Geben Sie 5 bis 7 Tropfen des Öls ins warme Badewasser.

Baldrian-Brombeer-Tee:

Bei nervösen Herzstörungen.
Zubereitung: Mischen Sie 20 Gramm Brombeerblätter, je 10 Gramm Baldrianwurzel, Pomeranzenblätter und Pfefferminze sowie 5 Gramm Wermut und 10 Gramm Melisse. Übergießen Sie 1 Eßlöffel der Mischung mit 1 Tasse kochendem Wasser; 15 Minuten ziehen lassen, abseihen.
Anwendung: Trinken Sie morgens und abends je 1 Tasse warmen Tee. Nach Geschmack mit Honig süßen.
Achtung: Diabetiker müssen den Tee ungesüßt trinken!

Essigwasserumschläge:

Bei Herzschwäche, langsamem Puls und nervöser Unruhe.
Zubereitung: Mischen Sie in 1 Liter kaltes Wasser 1 Eßlöffel Haushaltsessig.
Anwendung: Tauchen Sie ein Leinentuch in diese Mischung ein, wringen Sie es aus, und legen Sie es in Herznähe auf die Brust. Bedecken Sie das Leinentuch mit einem Wolltuch; wechseln Sie den Umschlag stündlich.

Gartenbohnentee:

Gegen Herzklopfen.

Zubereitung: Übergießen Sie 100 Gramm Bohnenschalen mit 1/4 Liter kochendem Wasser, 10 Minuten ziehen lassen, abseihen.

Anwendung: Trinken Sie diesen Tee mehrmals über den Tag verteilt.

Kaltes Armbad:

Zur Erfrischung, bei Erschöpfung und Mattigkeit, gegen nervöses Herzklopfen. Es wirkt anregend und macht einen klaren Kopf.

Anwendung: Halten Sie Hände und Unterarme für 1 bis 3 Minuten unter fließendes kaltes Wasser. Danach mit einem rauhen Handtuch trockenreiben. Oft genügt es auch schon, Schläfen und Puls mit kaltem Wasser abzutupfen.

Achtung: Leiden Sie an einer Herzkrankheit, dürfen Sie kalte Armbäder erst nach Befragen des Arztes anwenden!

Kaltes Fußbad:

Anwendung: Bewegen Sie Füße und mindestens den halben Unterschenkel in einer Fußbadewanne oder einem hohen Eimer in kaltem Wasser 1 bis 3 Minuten lang ständig hin- und her. Danach rubbeln Sie sich mit einem rauhen Handtuch trocken.

Misteltee:

Unterstützend zur ärztlichen Therapie bei geschwächtem Herzmuskel und gegen Bluthochdruck.

Zubereitung: Übergießen Sie 1 gehäuften Teelöffel Mistel mit 1 Tasse kaltem Wasser; 10 bis 12 Stunden ziehen lassen, abseihen.

Anwendung: Erhitzen Sie den Tee zum Trinken, bis er lauwarm ist. Trinken Sie täglich 2 Tassen des ungesüßten Tees schluckweise.

Weißdorn:

Zur Herzstärkung.

Zubereitung: Übergießen Sie 2 Teelöffel Weißdornblüten mit 1 Tasse heißem Wasser, 20 Minuten ziehen lassen, abseihen. Sie können den Tee mit Honig oder Sanddornsaft süßen, dadurch wird seine Wirkung noch unterstützt.

Anwendung: Trinken Sie den Tee morgens zum Frühstück (oder kurz

danach) und abends vor dem Zubettgehen, je 1 Tasse in kleinen Schlucken.
Achtung: Diabetiker dürfen ihren Tee nur ungesüßt trinken!

Nervöse Herzbeschwerden

Nervöse Beschwerden sind leider ein typisches Krankheitsbild unserer Zeit. Sehr viele Menschen leiden darunter.

Baldrian:

Bei nervösem Herzklopfen und Schmerzen in der Herzgegend können Sie Baldrian als Tropfen, Weinzusatz und als Tee einnehmen.
Zubereitung: Übergießen Sie 2 Teelöffel zerkleinerte Baldrianwurzel mit $^1/_4$ Liter kaltem Wasser; zugedeckt 10 bis 12 Stunden ziehen lassen, gelegentlich umrühren, dann abseihen.
Anwendung: Erwärmen Sie den Tee zum Trinken, bis er lauwarm ist. Trinken Sie täglich 2 bis 3 Tassen ungesüßt davon.

Melissentee:

Krampflösend, beruhigend bei nervösen Herzbeschwerden; fördert das Einschlafen.
Zubereitung: Übergießen Sie 3 Teelöffel Melissenblätter mit $^1/_4$ Liter kochendem Wasser; 10 Minuten ziehen lassen, abseihen.
Anwendung: Trinken Sie täglich 3 Tassen ungesüßten Tee.

Frauenleiden

Beschwerden im Unterleib kommen bei vielen Frauen vor. Suchen Sie in jedem Fall zur Absicherung der Diagnose einen Arzt auf! Hausmittel können leichtere Beschwerden lindern.

Beschwerden der Wechseljahre

Mit dem Ausbleiben der Periode treten bei vielen Frauen Gesundheitsstörungen auf. Einige davon haben auch psychische Ursachen. Die natürliche hormonelle Umstellung von der körperlich fruchtbaren auf die unfruchtbare Lebensphase der Frau kann folgende Beschwerden mit sich bringen: Hitzewallungen und Schweißausbrüche, Kopfschmerzen, Schlafstörungen, Unruhe und nervöse Verstimmungen.

Zypressenöl:

Anwendung: Mischen Sie 4 Tropfen Zypressenöl mit 2 Eßlöffeln Sojaöl; massieren Sie Ihren ganzen Körper damit ein.

Rosmarintee:

Gegen allgemeine Befindlichkeitsstörungen.
Zubereitung: Übergießen Sie 1 Teelöffel Rosmarin mit 1 Tasse kochendem Wasser; 10 Minuten ziehen lassen.
Anwendung: Trinken Sie täglich 2 bis 3 Tassen.

Salbeitee:

Schweißhemmend.
Zubereitung: Übergießen Sie 1 gehäuften Teelöffel Salbeiblätter mit 1/4 Liter kochendem Wasser; 15 Minuten ziehen lassen, abseihen.
Anwendung: Trinken Sie den Salbeitee als Kur über 3 bis 4 Wochen, und zwar täglich 2 Tassen möglichst heiß, ungesüßt und in kleinen Schlucken.

Wechselfußbäder:

Gegen Unruhe und nervöse Verstimmungen.
Zubereitung: Füllen Sie zwei hohe Fußwannen (oder Eimer) mit Wasser: einmal 38 bis 40 Grad warm, einmal 10 Grad kalt. Sie können jedem Fußbad noch 1 Handvoll Hopfenblüten beifügen. Das wirkt beruhigend und regt die Resthormonbildung an.
Anwendung: Stellen Sie die Füße für 5 Minuten in den Eimer mit warmem Wasser, danach für 10 Sekunden in das Gefäß mit kaltem Wasser. Das wiederholen Sie zunächst zweimal; später können Sie bis zu fünfmal wechseln.

Blutarmut und Eisenmangel

Blutarmut und Eisenmangel sind keinesfalls »normal«. Suchen Sie in jedem Fall einen Arzt auf: Stellt er solche Mangelerscheinung fest, dann können Sie mit Hausmitteln gezielt dagegen vorgehen.

Brennessel-Frauenmantel-Tee:

Zubereitung: Übergießen Sie je 1 Teelöffel Brennesselkraut und Frauenmantel mit 1 Tasse kochendem Wasser. 10 Minuten ziehen lassen, abseihen.
Anwendung: Trinken Sie täglich dreimal eine Tasse davon.

Erdbeertee:

Zubereitung: Übergießen Sie 2 Teelöffel junge Walderdbeerblätter mit 1/4 Liter Wasser; etwa 10 Minuten ziehen lassen, abseihen.
Anwendung: Trinken Sie diese Teemenge über den Tag verteilt.

Periodenschmerzen und vegetative Dystonie des kleinen Beckens

Diese Schmerzen treten an »den Tagen« auf; man nennt sie medizinisch Dysmenorrhoe. Junge Mädchen, aber auch ältere Frauen haben oft unter leichten bis mittelschweren Unterleibsschmerzen zu leiden.

Andornaufguß:

Zubereitung: Übergießen Sie 2 Teelöffel Andornkraut mit 1 Tasse kochendem Wasser; 10 Minuten ziehen lassen, abseihen.
Anwendung: Trinken Sie täglich 1 Tasse des Tees.

Himbeerblättertee:

Lindert Periodenschmerzen.
Zubereitung: Bringen Sie 25 Gramm Himbeerblätter in 1/2 Liter Wasser zum Kochen; 10 Minuten ziehen lassen, abseihen.
Anwendung: Trinken Sie den Tee schon an den letzten Tagen vor Eintreten der Periode.

Quarkauflage:

Gegen Spannungsgefühl in der Brust.
Zubereitung: Streichen Sie einige Eßlöffel Quark auf ein Leinentuch.
Anwendung: Legen Sie das mit Quark bestrichene Tuch etwa 15 Minuten lang auf die Brust.

Schafgarbenbad:

Zubereitung: Übergießen Sie für ein Vollbad 50 bis 75 Gramm getrocknete Schafgarbe mit 1 Liter kochendem Wasser; 10 Minuten ziehen lassen, abseihen und dem Badewasser zugeben. Für ein Sitzbad benötigen Sie nur etwa 25 Gramm Schafgarbenkraut.
Anwendung: Baden Sie etwa 15 Minuten bei 38 Grad.
Achtung: Nach dem Kontakt mit Pflanzenteilen der Schafgarbe sollten Sie Ihre Haut nicht der Sonne aussetzen; es kann sonst zu Hautabschuppungen und danach zu Juckreiz kommen.

Schlehenmarmelade:

rgendlicher Appetitlosigkeit.
schen Sie die Schlehen, und lassen Sie sie über Nacht
m Wasser stehen. Gießen Sie dann das Wasser ab. Set-
te mit frischem Wasser und Weißwein (oder Essig) auf;
Rühren weichkochen. Pro Kilo Schlehen rechnet man
nd 1/4 Liter Weißwein (oder 3prozentigen Essig). Sind
hlehen abgekühlt, werden sie durch ein Sieb gestri-
en Sie den Brei: Pro Kilo Schlehenbrei geben Sie
r Weißwein und 375 Gramm Zucker zu; das Ganze
ı einer Marmelade ein.
en Sie vor dem Frühstück 2 Teelöffel der Schlehen-

betiker ist dieses Rezept nicht geeignet!

Vogelbeerenmarmelade:

igkeit am Morgen.
hen Sie die Vogelbeeren in Wasser weich; passieren
ein Sieb. Mit der gleichen Menge Zucker und einem
zu einer Marmelade einkochen.
n Sie vor dem Frühstück 2 Teelöffel der Vogelbeeren-

ker dürfen dieses Hausmittel nicht einnehmen!

Senf:

gkeit.
n Sie hin und wieder zwischen den Mahlzeiten 1 Tee-

Weißwein mit Zusätzen:

Sie können den Weißwein mit Wermut, Tausendgül-
uß versetzen.
en Sie je 20 Gramm der Heilpflanze in eine Flasche;
uten Weißwein auf. Das Ganze muß etwa 8 Tage ver-
ann abseihen.
ken Sie jeweils vor dem Essen 1 Likörglas davon.

Wiesenknopftee:

Zubereitung: Übergießen Sie 4 bis 5 Eßlöffel Wurzeln oder Kraut mit 1/4 Liter kochendem Wasser; 10 Minuten ziehen lassen, abseihen.
Anwendung: Nehmen Sie alle 2 Stunden 1 Teelöffel dieses Tees ein.

Zuckerrübensirup:

Bei verspäteter Menstruation.
Zubereitung: Kochen Sie eine frische Zuckerrübe, bis sie weich ist. Aus dem Topf nehmen und das Wasser so lange weiterkochen, bis es zu Sirup wird.
Anwendung: Trinken Sie davon täglich bis zu viermal 1 Tasse.

Weissfluss

Zunächst müssen Sie auf jeden Fall einen Facharzt aufsuchen – er wird die genauen Ursachen herausfinden. Liegt keine Infektion vor, können Sie von einem konstitutionellen Fluor ausgehen.

Intimwaschungen:

Sie können die Waschungen aus mehreren Kamillenmischungen zubereiten: Geben Sie zur Kamille Weiße Taubnessel, Frauenmantel oder Thymian.
Anwendung: Übergießen Sie 1 gehäuften Eßlöffel der jeweiligen Mischung mit 1 Liter kochendem Wasser; 10 Minuten ziehen lassen, abseihen. Waschen Sie nach dem Auskühlen Ihren Intimbereich damit.

Magen und Darm

Die meisten Beschwerden werden in der heute stressigen, hektischen und schnellebigen Zeit von Magen und Darm verursacht. Ein »verdorbener Magen«, Völlegefühl oder Sodbrennen, kein Appetit, Durchfall oder Verstopfung, fast jeder Mensch kennt solche Probleme. Bei manchen Menschen treten sie hin und wieder auf; bei einigen sind sie zu einem chronischen Leiden geworden. Nicht immer haben sie eine ernste organische Ursache; manchmal kann es eine Magenverstimmung durch eine leichte Darminfektion sein.
In den meisten Fällen sind Magen- und Darmbeschwerden aber eher psychosomatisch bedingt, d.h. die Ursache liegt im seelischen Bereich.
Bei leichten Beschwerden im Magen-Darm-Bereich können Sie gut auf Hausmittel zurückgreifen. Nur bei chronischen Beschwerden, wie Magenschleimhautentzündung, Reizmagen, Magen- oder Zwölffingerdarmgeschwüren, müssen Sie auf jeden Fall einen Arzt aufsuchen. Dabei sollten Sie nicht vergessen, daß sich manch ernsthafte Erkrankung - wie eine Blinddarmentzündung - durch Übelkeit, Erbrechen und Appetitlosigkeit ankündigen kann. Wirkt ein sonst bewährtes Hausmittel nicht sofort, ziehen Sie auf jeden Fall einen Arzt zu Rate. Nur er kann durch eine Untersuchung feststellen, ob eine behandlungsbedürftige Krankheit vorliegt.

Leiden Sie unter leichteren Magen-Darm-Beschwerden, deren Ursache in zuviel Hektik, Streß, in Aufregungen und Genußmittelmißbrauch liegen, sollten Sie diese Beschwerden durch eine Umstellung Ihrer Lebensweise beheben. Hausmittel bringen kaum Linderung, wenn Sie die geistig-seelischen Ursachen der körperlichen Beschwerden nicht abstellen.

Appetitanregung

Appetitlosigkeit ist, trotz vieler übergewichtiger Menschen, für viele ein gesundheitliches Problem. Meist ist Appetitlosigkeit auf eine zu

geringe Magensaftproduktion z
tel, insbesondere Tees und Tee
fördern zugleich die Verdauung

Sau

Anwendung: Essen Sie bei A
hin und wieder eine saure Gurk

Scha

Schmeckt bitter und hilft bei
Appetitlosigkeit.
Zubereitung: Übergießen Sie
1 Tasse kochendem Wasser, 15
Anwendung: Trinken Sie vor
des ungesüßten Schafgarbente
Achtung: Manche Menschen
kann zu Hautjucken, Hautrö
men. Ist das der Fall, setzen Si

Kand

Erhältlich mit und ohne Sch
desto besser wirkt er.
Anwendung: Nehmen Sie vo
stäbchen zu sich.
Achtung: Diabetiker dürfen
ohne Schokoladenüberzug, e

En

Aus der Apotheke, gegen A
Blähungen, Krampf- und
Darms.
Anwendung: Geben Sie 10
Sie um, und trinken Sie d
Schlucken.
Achtung: Patienten mit
keine Enziantropfen einne
Alkohol!

Vor allem bei
Zubereitung:
in frischem, k
zen Sie die Frü
unter ständige
$^1/_8$ Liter Wasse
die gekochten
chen. Nun w
nochmals $^1/_4$ l
kochen Sie nu
Anwendung:
marmelade.
Achtung: Für

Gegen Appetit
Zubereitung: K
Sie sie dann du
Schuß Weißwe
Anwendung: E
marmelade.
Achtung: Diab

Gegen Appetitl
Anwendung: Es
löffel Senf.

Appetitanregen
denkraut oder Be
Zubereitung: Ge
gießen Sie 1 Lite
schlossen ziehen;
Anwendung: Tri

Benediktenkrauttee:

Bei Magen- und Darmbeschwerden.

Zubereitung: Übergießen Sie 1 Teelöffel Benediktenkraut mit 1/2 Liter kochendem Wasser; 5 Minuten ziehen lassen, abseihen.

Anwendung: Trinken Sie bei Bedarf 1 Tasse ungesüßten Tee vor den Mahlzeiten.

Enziantee:

Ein reines Bittermittel; als Magentonikum hat der Tee wenig Gerbstoffe.

Zubereitung: Übergießen Sie 1 Teelöffel Enzianwurzel mit 1/4 Liter kochendem Wasser; 5 Minuten kochen lassen, abseihen.

Anwendung: Trinken Sie 1 kleine Tasse des ungesüßten, lauwarmen Tees vor den Mahlzeiten.

Achtung: Patienten mit Magen- und Darmgeschwüren dürfen diesen Tee nicht trinken!

Koriandertee:

Enthält die ätherischen Öle des Korianders. Krampflösend, entblähend und verdauungsfördernd. Verwenden Sie bei Verdauungsstörungen Koriander auch als Gewürz zum Kochen.

Zubereitung: Übergießen Sie 1 Teelöffel zerstoßenen Koriander mit 1 Tasse kochendem Wasser; 5 Minuten ziehen lassen, abseihen.

Anwendung: Trinken Sie jeweils 1 Tasse des ungesüßten Koriandertees nach den Mahlzeiten.

Wermut-Tausendgüldenkraut-Teemischung:

Enthält Bitterstoffe, schmeckt jedoch mild.

Zubereitung: Mischen Sie je 10 Gramm Wermut-, Tausendgüldenkraut- und Pfefferminzblätter. Übergießen Sie 1 Teelöffel der Mischung mit 1 Tasse kochendem Wasser; 5 Minuten ziehen lassen, abseihen.

Anwendung: Trinken Sie nach den Mahlzeiten 1 Tasse des ungesüßten, heißen Tees.

Wermuttee:

Bei Magen- und Darmbeschwerden.

Zubereitung: Übergießen Sie 1 Teelöffel zerschnittenes Wermutkraut mit 1 Tassen kochendem Wasser; etwa 10 Minuten ziehen lassen, abseihen.

Anwendung: Trinken Sie den Wermuttee am besten als Kur über 2 bis 3 Wochen, dreimal täglich 1 Tasse ungesüßt. Als »Erste-Hilfe-Maßnahme« trinken Sie nach dem Essen 1 Tasse des möglichst heißen Tees.
Achtung: Patienten mit Magen- und Darmgeschwüren dürfen diesen Tee nicht trinken!

Zimt-Rinden-Tee:

Anregend für den Magen, verdauungsfördernd.
Zubereitung: Übergießen Sie 1/2 bis 1 Teelöffel Zimtrinde aus der Apotheke mit 1/4 Liter kochendem Wasser; 10 Minuten ziehen lassen, abseihen.
Anwendung: Trinken Sie bei Bedarf 1 Tasse ungesüßt.

Blähungen und Völlegefühl

Anisplätzchen:

Gegen Blähungen nach zu reichhaltigem Essen.
Zubereitung: Rühren Sie 125 Gramm Honig, 125 Gramm Zucker und 4 Eier schaumig. Geben Sie 3 gehäufte Teelöffel fein gewiegte Anisfrüchte und 300 Gramm gesiebtes Mehl zu. Mit einem Teelöffel stechen Sie von diesem Teig kleine Portionen ab, die Sie auf ein gefettetes Backblech setzen. Über Nacht sollten die Teighäufchen in einem warmen Raum trocknen. Am nächsten Morgen backen Sie die Plätzchen bei geringer Hitze hellgelb.
Anwendung: Kauen Sie nach einem reichhaltigen Essen ein Plätzchen gründlich durch; behalten Sie es dabei möglichst lange im Mund.

Anistee:

Bei akuten und chronischen Blähungen.
Zubereitung: Übergießen Sie 1 gehäuften Teelöffel zerdrückte Anisfrüchte oder 2 Teelöffel ganze Früchte mit 1/4 Liter kochendem Wasser; 10 Minuten ziehen lassen, abseihen.
Anwendung: Trinken Sie nach dem Essen 1 Tasse ungesüßten heißen Tee in kleinen Schlucken.

Fencheltee:

Gegen Blähungen.

Zubereitung: Übergießen Sie 1 gehäuften Teelöffel zerdrückte Fenchelfrüchte oder 2 Teelöffel ganze Früchte mit 1/4 Liter kochendem Wasser; zugedeckt 10 Minuten ziehen lassen, abseihen.

Anwendung: Trinken Sie den Tee ungesüßt gleich nach dem Essen oder 2 bis 3 Tassen über den Tag verteilt.

Kümmeltee:

Gegen akute oder chronische Blähungen.

Zubereitung: Übergießen Sie 2 Teelöffel ganze Kümmelfrüchte oder 1 Teelöffel zerdrückte Kümmelkörner mit 1/4 Liter kochendem Wasser; 10 Minuten zugedeckt ziehen lassen, abseihen.

Anwendung: Trinken Sie bei Bedarf 1 Tasse des ungesüßten Tees oder über den ganzen Tag verteilt 2 bis 3 Tassen.

Koriander-Kümmel-Teemischung:

Bei plötzlich auftretenden Blähungen, die durch die Hebung des Zwerchfells Herzweh (»Herzbauchweh«) verursachen.

Zubereitung: Mischen Sie je 20 Gramm Koriander- und Kümmelfrüchte; geben Sie noch 10 Gramm Fenchelfrüchte zu. Übergießen Sie 2 Teelöffel der Mischung mit 1/4 Liter kochendem Wasser; 10 Minuten ziehen lassen, abseihen.

Anwendung: Trinken Sie bei Bedarf 1/2 Tasse des ungesüßten Tees.

Kümmel-Fenchel-Anis-Teemischung:

Reguliert das ganze Magen-Darm-System.

Zubereitung: Mischen Sie je 10 Gramm Kümmel-, Fenchel- und Anisfrüchte und 10 Gramm Wermutkraut. Übergießen Sie 2 Teelöffel der Mischung mit 1/4 Liter kochendem Wasser; 10 Minuten ziehen lassen, abseihen.

Anwendung: Trinken Sie diesen Tee bei Bedarf sehr heiß und ungesüßt.

Kümmelschnaps:

Zur Linderung von Blähungen. Verwenden Sie keinen Kümmellikör, sondern stellen Sie sich den Schnaps mit hochprozentigem Alkohol selbst her.

Zubereitung: Übergießen Sie 50 Gramm zerstoßenen Kümmel mit 3/4 Liter Kornschnaps (mindestens 35 Prozent Alkohol); 10 Tage ziehen lassen, abseihen.
Anwendung: Trinken Sie bei Blähungen oder Völlegefühl 1 Likörglas des möglichst kalten Kümmelschnapses.

Majoransalbe:

Gegen Blähungen. In der Apotheke bekommen Sie die mit Vaseline zubereitete Salbe. Sie können aber selbst eine wirksamere Salbe herstellen.
Zubereitung: Vermischen Sie 2 Teelöffel pulverisierten Majoran mit 3 Teelöffeln 90prozentigem Weingeist (beides aus der Apotheke). Nach 3 Stunden geben Sie 3 Teelöffel frische, ungesalzene Butter dazu; erwärmen Sie alles 10 Minuten lang im Wasserbad. Die heiße Mischung streichen Sie durch ein Tuch; erkalten lassen.
Anwendung: Reiben Sie die Nabelgegend mit der Majoransalbe ein, bedecken Sie den Bauch mit einem warmen Tuch; dieses sollte bis zum Abklingen der Beschwerden liegenbleiben.

Wacholderbeeren:

Gegen Blähungen.
Anwendung: Essen Sie mehrmals täglich nach den Mahlzeiten einige Wacholderbeeren, die Sie gründlich kauen.
Achtung: Schwangere dürfen dieses Hausmittel nicht anwenden!

Windsalbe:

Bei chronischen Blähungen mit Bauchkrämpfen.
Zubereitung: Schmelzen Sie im heißen Wasserbad 2 Eßlöffel ungesalzenes Schweineschmalz. Geben Sie je 1/2 Teelöffel fein gemahlene Kümmel-, Fenchel- und Anisfrüchte zu; erwärmen Sie das Ganze nochmals etwa 10 Minuten im Wasserbad. Dann durch ein Mulltuch abseihen und abkühlen lassen.
Anwendung: Reiben Sie mit der Windsalbe die Gegend um den Bauchnabel ein. Danach deckt man den Nabel mit einem warmen Tuch ab und läßt dieses bis zum Abklingen der Beschwerden liegen.

Schluckauf

Essig:

Anwendung: Auf 1 Teelöffel Zucker oder einen Würfelzucker 3 bis 5 Tropfen Essig träufeln und einnehmen.
Achtung: Für Diabetiker ist dieses Hausmittel nicht geeignet!

Sodbrennen

Tritt Sodbrennen öfter auf, sollten Sie einen Arzt zu Rate ziehen.

Bullrichsalz:

Gegen gelegentliches Sodbrennen.
Anwendung: Lösen Sie 1 knappen Teelöffel Bullrichsalz in 1/2 Glas Wasser auf, und trinken Sie dies auf einmal aus.

Verdauungsbeschwerden mit Übelkeit und Erbrechen

Verdauungsbeschwerden sind gut mit Hausmitteln zu bekämpfen. Hält die Übelkeit allerdings länger an, befragen Sie einen Arzt.

Pfefferminztee:

Bei Übelkeit, Brechreiz oder akuten Erbrechen.
Zubereitung: Übergießen Sie 1 gehäuften Teelöffel Pfefferminzblätter mit 1 Tasse kochendem Wasser; zugedeckt 10 Minuten ziehen lassen, abseihen.
Anwendung: Trinken Sie von dem warmen Tee 1 bis 2 Tassen in kleinen Schlucken.
Achtung: Säuglinge und Kleinkinder vertragen den Pfefferminztee manchmal nicht gut, denn er enthält viel Menthol.

Pfefferminz-Kamillen-Melissen-Teemischung:

Bei Übelkeit und Brechreiz mit oder ohne Bauchschmerzen.
Zubereitung: Mischen Sie 20 Gramm Pfefferminzblätter mit je 10 Gramm Kamillenblüten und Melissenblättern sowie 5 Gramm zerstoßenen Anisfrüchten. Übergießen Sie 2 Teelöffel der Mischung mit 1/4 Liter kochendem Wasser. Zugedeckt 10 Minuten ziehen lassen, abseihen.
Anwendung: Trinken Sie beim Auftreten der Beschwerden 1 bis 2 Tassen ungesüßten Tee sehr heiß und in kleinen Schlucken.

Verdauungsschwäche

Bei Verdauungsschwäche scheint einem das Essen »wie ein Stein« im Magen zu liegen.

Ananas:

Wenn Sie Eiweiß nur schwer verdauen können.
Anwendung: Essen Sie vor jeder Mahlzeit einige Scheiben Ananas frisch oder aus der Dose.
Achtung: Diabetiker dürfen nur ungezuckerte Ananas zu sich nehmen!

Chili:

Ein scharfes Gewürz, das die Bildung von Verdauungssaft anregt. Nach dem Genuß von Chili verläuft die Verdauung schneller und gründlicher.
Anwendung: Würzen Sie, soweit Sie es vertragen, Ihre Speisen mit Chili.

Engelwurz-Beifuß-Teemischung:

Wenn Sie noch Stunden nach dem Essen unter »Aufstoßen« leiden.
Zubereitung: Mischen Sie 20 Gramm Engelwurz und je 10 Gramm Beifußkraut, Melissen- und Erdbeerblätter. Übergießen Sie 1 gehäuften Eßlöffel der Mischung mit 1/4 Liter kochendem Wasser; an einem warmen Ort zugedeckt 15 Minuten ziehen lassen, abseihen.
Anwendung: Trinken Sie bei auftretenden Beschwerden 1 Tasse ungesüßten Tee nach den Hauptmahlzeiten.

Achtung: Patienten mit Magen- und Darmgeschwüren sollten vorher ihren Arzt befragen!

Kamille-Pfefferminz-Enzian-Teemischung:

Bei allgemeiner Verdauungsschwäche.

Zubereitung: Mischen Sie je 10 Gramm Kamillenblüten und Pfefferminzblätter und je 5 Gramm Enzianwurzel, Schafgarbenkraut und Tausendgüldenkraut. Übergießen Sie 1 gehäuften Eßlöffel der Mischung mit $1/4$ Liter kochendem Wasser; zugedeckt 15 Minuten ziehen lassen, abseihen.

Anwendung: Trinken Sie bei Bedarf nach dem Essen 1 Tasse des ungesüßten Tees.

Achtung: Leiden Sie an Magen- und Darmgeschwüren, dürfen Sie den Tee ohne ärztliches Anraten nicht trinken!

Schwedenbitter:

Aus der Apotheke, gegen allgemeine Verdauungsschwäche.

Anwendung: Nehmen Sie vor den Mahlzeiten $1/2$ bis 1 Teelöffel Schwedenbitter mit etwas Wasser ein.

Durchfall

Durchfall gehört ebenfalls zu den akuten Magen- und Darmbeschwerden und kann durch reichliches Essen, Infektionen oder einen Klimawechsel im Urlaub hervorgerufen werden.

Blutwurztee:

Bei akuten und chronischen Durchfällen, die durch Gärungserreger im Darm hervorgerufen werden.

Zubereitung: Übergießen Sie 2 Teelöffel zerkleinerten Blutwurz mit $1/4$ Liter kaltem Wasser; bis zum Sieden erhitzen, 5 Minuten kochen lassen und abseihen.

Anwendung: Trinken Sie dreimal täglich nach dem Essen 1 Tasse des ungesüßten Tee.

Blutwurztinktur:

Bei plötzlichem Durchfall. Sie bekommen die Tinktur in der Apotheke.
Anwendung: 30 Tropfen Blutwurztinktur in ein Glas Wasser geben und trinken.
Achtung: Die Tinktur enthält Alkohol!

Heidelbeertee:

Gegen Durchfall. Verwenden Sie immer getrocknete Beeren, frische können die gegenteilige Wirkung erzielen!
Zubereitung: Übergießen Sie 2 Eßlöffel getrocknete Heidelbeeren mit 1/2 Liter kaltem Wasser; bringen Sie das Ganze zum Sieden. Etwa 10 Minuten kochen lassen, abseihen.
Anwendung: Trinken Sie mehrmals täglich 1/2 Tasse des ungesüßten, mäßig warmen Tees.

Heidelbeer-Melisse-Teemischung:

Bei akutem Durchfall.
Zubereitung: Mischen Sie 20 Gramm getrocknete Heidelbeeren und je 10 Gramm Melissenblätter und Kamillenblüten. Übergießen Sie 2 Teelöffel der Mischung mit 1/2 Liter kaltem Wasser, erhitzen Sie das Ganze bis zum Sieden; 10 Minuten ziehen lassen, abseihen.
Anwendung: Trinken Sie täglich 2 bis 3 Tassen des ungesüßten Tees.

Knoblauch:

Desinfiziert den Darm; bei Darminfektionen.
Anwendung: Hacken Sie frischen Knoblauch klein, und essen Sie bei Bedarf eine Messerspitze davon.

Kohlepulver:

Medizinisch anerkanntes Mittel gegen Durchfall.
Anwendung: Lösen Sie bei Bedarf mehrmals täglich 1 bis 2 Eßlöffel Kohlepulver in Wasser auf, und trinken Sie die Mischung.

Roher Apfel:

Gegen Durchfall, vor allem bei älteren Menschen.
Anwendung: Einen geschälten Apfel schaben, raspeln oder reiben und nach dem Braunwerden essen.

Schwarzer Johannisbeersaft:

Aus der Apotheke oder dem Reformhaus, ungesüßt gegen Durchfall.
Anwendung: Trinken Sie zweimal täglich 1 kleines Glas Saft.

Thymian-Pfefferminz-Teemischung:

Wenn Durchfall mit übelriechenden Darmgasen verbunden ist.
Zubereitung: Mischen Sie 20 Gramm Thymiankraut und je 10 Gramm Pfefferminzblätter, Blutwurz und Kamillenblüten. Übergießen Sie 2 Teelöffel der Mischung mit $^1/_4$ Liter kaltem Wasser. Zum Sieden bringen. 10 Minuten ziehen lassen und abseihen.
Anwendung: Trinken Sie täglich 2 bis 3 Tassen des ungesüßten Tees.

Zwiebel:

Gegen Durchfall.
Anwendung: Schneiden Sie eine Zwiebel in kleine Stücke, und essen Sie bei Bedarf mehrmals täglich 1 Löffel davon.

Verstopfung

Die folgenden Mittel sollten Sie nur bei einer akuten Verstopfung anwenden.

Holunderblüten-Fenchel-Teemischung:

Milde Wirkung.
Zubereitung: Mischen Sie 20 Gramm Holunderblüten und je 10 Gramm zerstoßene Fenchelfrüchte, Sennesblätter und Kamillenblüten. Übergießen Sie 2 Teelöffel der Mischung mit $^1/_4$ Liter kochendem Wasser. 10 Minuten ziehen lassen, abseihen.
Anwendung: Trinken Sie abends 1 Tasse ungesüßten Tee. Die Wirkung zeigt sich am nächsten Morgen.

Rizinusöl:

Gegen Verstopfung. In der Wirkung zuverlässig, aber mild. Sie bekommen es in der Apotheke.
Anwendung: Nehmen Sie 1 bis 2 Eßlöffel Rizinusöl ein. Sie verspüren

nach etwa 2 bis 4 Stunden eine abführende Wirkung. Den Geschmack können Sie mit einem Stückchen Brot oder einem Schluck Kaffee neutralisieren.

Leiden Sie unter chronischer Verstopfung, dürfen Sie nicht ständig zu stark wirkenden Abführtees greifen, denn das kann zu weiteren erheblichen Darmbeschwerden führen. Die Folge können sogar Herz-Kreislaufstörungen und Muskelkrämpfe sein. Befragen Sie auf jeden Fall Ihren Arzt, ob eine ernste Erkrankung vorliegt, die zur chronischen Verstopfung geführt haben könnte. Ist dies nicht der Fall, sollten Sie zu milden Hausmitteln greifen.

Dörrpflaumen und Feigen:

Natürliche Mittel gegen Darmträgheit.
Anwendung: Übergießen Sie abends 3 bis 5 Dörrpflaumen und 1 getrocknete Feige in einem Glas mit lauwarmem Wasser, so daß die Früchte bedeckt sind. Über Nacht stehen lassen. Morgens auf nüchternen Magen die Flüssigkeit trinken und die Früchte essen. Spätestens nach 2 bis 3 Stunden setzt die Wirkung ein.

Kaltes Fußbad:

Regelmäßig abends gegen chronische Verstopfung.
Anwendung: Füllen Sie eine hohe Fußbadewanne oder einen Eimer mit kaltem Wasser, Füße und Unterschenkel sollten zur Hälfte bedeckt sein. Bewegen Sie während des Bades die Füße ständig. Nach 2 Minuten trocknen Sie Ihre Füße gründlich ab.

Karlsbader Salz:

Aus der Apotheke, bei Darmträgheit.
Anwendung: Nehmen Sie morgens eine große Messerspitze Karlsbader Salz auf nüchternen Magen ein. Sie können auch eine Lösung aus 1/2 bis 1 Teelöffel Karlsbader Salz auf 1 Glas Wasser zubereiten und dieses morgens auf nüchternen Magen trinken.

Leinsamen:

Gegen Verstopfung. Die Wirkung zeigt sich erst nach 2 bis 3 Tagen.
Anwendung: Nehmen Sie morgens und abends je 2 Eßlöffel Leinsamen

(zerquetscht oder grob gemahlen) mit $^1/_2$ Liter Wasser ein. Sie verstärken die Wirkung, wenn Sie den Leinsamen mit Fruchtmus verrühren und mit Honig süßen.
Achtung: Diabetiker müssen auf den Honig verzichten!

Meerrettich-Milch:
Wenn die Verstopfung mit Blähungen einhergeht.
Zubereitung: Raspeln Sie frischen Meerrettich, $^1/_2$ Teelöffel davon rühren Sie in ein Glas lauwarme Milch.
Anwendung: Trinken Sie als Kur 2 Wochen lang täglich ein Glas der Meerrettichmilch, am besten abends.

Sauerkraut:
Ein mildes Abführmittel, das viele Ballaststoffe enthält, die die Darmbewegung anregen.
Anwendung: Essen Sie als Kur 3 bis 4 Wochen lang täglich rohes Sauerkraut (etwa 200 bis 300 Gramm).

Senfkörner:
Abführende Wirkung.
Anwendung: Nehmen Sie jeden Morgen 1 Teelöffel weiße Senfkörner ein; trinken Sie dazu $^1/_2$ Liter Wasser.

Weizenkleie mit Leinsamen:
Anwendung: Nehmen Sie morgens 2 bis 3 Eßlöffel Weizenkleie mit viel Wasser ein. Oder mischen Sie 1 Eßlöffel Weizenkleie mit 1 Eßlöffel ganzen Leinsamen, und nehmen Sie das Ganze zwei- bis dreimal täglich mit reichlich Wasser ein.

Bauchspeicheldrüsenentzündung

Die Entzündung der Bauchspeicheldrüse ist eine ernsthafte Erkrankung, die Sie auf jeden Fall von einem Arzt behandeln lassen müssen. Nach Rücksprache mit ihm können Hausmittel bei einer Therapie unterstützend wirken.

Rote Bete:

Bei Entzündungen der Bauchspeicheldrüse lindernd.
Anwendung: Essen Sie als Kur ungefähr 2 Wochen lang täglich 200 Gramm gekochte rote Bete. Sie können statt dessen auch täglich 100 Milliliter Rote-Bete-Saft trinken; der sollte allerdings frisch im Entsafter hergestellt sein.

Hämorrhoiden

Hämorrhoiden sind eine Zivilisationskrankheit und gehören auf jeden Fall in die Behandlung eines Arztes. Hausmittel können helfen, unangenehme Beschwerden zu lindern und die Heilung voranzutreiben.

Eichenrinden-Sitzbad:

Desinfiziert die entzündeten Stellen.
Zubereitung: Übergießen Sie 2 bis 3 Eßlöffel Eichenrinde mit 1 Liter kaltem Wasser; bis zum Sieden erhitzen. 5 Minuten kochen lassen, dann abseihen.
Anwendung: Gießen Sie den Eichenrindensud in eine Sitzbadewanne, geben Sie soviel Wasser zu, bis eine Temperatur von 38 Grad erreicht ist und beim Sitzen der Analbereich gut bedeckt ist. Das Sitzbad sollte etwa 15 Minuten dauern und kann jeden zweiten Tag wiederholt werden.

Kamillen-Sitzbad:

Desinfizierend und heilend, lindert Schmerzen.
Zubereitung: Übergießen Sie 1 Handvoll Kamillenblüten mit 3 Liter kochendem Wasser; 10 Minuten ziehen lassen, abseihen.
Anwendung: Geben Sie den Sud in eine Sitzbadewanne, füllen Sie mit lauwarmem Wasser nach, so daß der Analbereich gut bedeckt und eine Temperatur von 38 Grad erreicht wird. Baden Sie etwa 15 Minuten darin. Wiederholen Sie das Sitzbad täglich, bis die Beschwerden abgeklungen sind.

Magengeschwür, Magenschleimhautentzündung und Zwölffingerdarmgeschwür

Diese ernsthaften Erkrankungen bedürfen der Behandlung eines Arztes. Er muß nach den Ursachen forschen, um dann die Heilung herbeizuführen. Einige Hausmittel können, nach Rücksprache mit dem Arzt, die Therapie unterstützen.

Kamillentee:

Bei chronischer Entzündung der Magenschleimhaut und bei Magengeschwüren.

Zubereitung: Übergießen Sie 1 bis 2 gehäufte Teelöffel Kamillenblüten (oder Kamillenblüten zu gleichen Teilen gemischt mit Melisse und/oder Pfefferminze) mit 1 Tasse kochendem Wasser; 10 Minuten ziehen lassen, abseihen.

Anwendung: Trinken Sie von dem ungesüßten Kamillentee als Kur 3 bis 4 Wochen lang dreimal täglich – morgens nüchtern – je 1 Tasse.

Kamille-Kümmel-Teemischung:

Bei Magengeschwüren und Gastritis.

Zubereitung: Mischen Sie 30 Gramm Kamillenblüten mit je 10 Gramm zerstoßenen Kümmelfrüchten, Tausendgüldenkraut und je 3 Gramm Pfefferminz- und Sennesblätter. Übergießen Sie 2 Teelöffel der Mischung mit $^1/_4$ Liter kochendem Wasser; 10 Minuten ziehen lassen, abseihen.

Anwendung: Trinken Sie den Tee schon morgens vor dem Aufstehen und abends vor dem Schlafengehen; am besten geben Sie ihn in eine Thermoskanne. Sie können die Teemischung auch als Kur so lange trinken, bis die Schmerzen auf Dauer verschwunden sind.

Magenschmerzen

Die Ursachen für Magenschmerzen können sehr unterschiedlich sein. Hilft eines der nachfolgenden Hausmittel nicht innerhalb kurzer Zeit, sollten Sie auf jeden Fall einen Arzt aufsuchen.

Baldriantropfen:

Aus der Apotheke, bei nervösen Magenbeschwerden.
Anwendung: Nehmen Sie 30 Tropfen in etwas Wasser ein.
Achtung: In den Tropfen ist Alkohol enthalten!

Engelwurz-Schafgarben-Teemischung:

Bei nervösem Magenbeschwerden zu empfehlen.
Mischen Sie 20 Gramm Engelwurz, je 10 Gramm Schafgarbenkraut, Melissen- und Erdbeerblätter und Orangenblüten.
Zubereitung: Übergießen Sie 2 Teelöffel der Mischung mit $1/4$ Liter kochendem Wasser; zugedeckt etwa 15 Minuten ziehen lassen, abseihen.
Anwendung: Trinken Sie nach Bedarf 1 bis 3 Tassen ungesüßt.

Heublumensack:

Bei Magenschmerzen sowie Magen- und Darmkoliken. Sie können den Heublumensack fertig in der Apotheke kaufen oder selbst herstellen.
Zubereitung: Nähen Sie einen Leinensack in der Größe der zu behandelnden Stelle, und füllen Sie ihn mit Heublumen, bis er etwa 5 bis 8 Zentimeter dick ist. Nähen Sie den Sack zu, übergießen Sie ihn in einem Topf mit kochendem Wasser; etwa 15 Minuten zugedeckt ziehen lassen. Dann zwischen zwei Holzbrettern auspressen.
Anwendung: Schlagen Sie den Sack in ein Tuch ein, und legen Sie ihn so heiß wie möglich auf die schmerzende Stelle. Mit einem Wolltuch wird er fest auf den Körper gebunden. Er bleibt so lange liegen, bis er kalt geworden ist.

Johanniskrautöl:

Zur Beruhigung eines nervösen Magens.
Anwendung: Nehmen Sie bei Bedarf oder als Kur über längere Zeit täglich 1 bis 2 Teelöffel Johanniskrautöl ohne weitere Zusätze ein.
Achtung: Dieses Öl macht lichtempfindlich. Deshalb sollten Sie

während der Einnahme Höhensonne, Solarium und direkte Sonnenbestrahlung meiden!

Melissentee:

Beruhigend für den Magen und entblähend.
Zubereitung: Übergießen Sie 2 Teelöffel zerschnittene Melissenblätter mit 1 Tasse kochendem Wasser; zugedeckt etwa 10 Minuten ziehen lassen, abseihen.
Anwendung: Trinken Sie dreimal täglich 1 Tasse des ungesüßten Tees.

Wärmflasche:

Gegen Magenschmerzen, zur Lockerung verkrampfter Muskeln.
Anwendung: So heiß es der Patient verträgt, füllen Sie Wasser in eine Gummiwärmflasche. Diese umwickeln Sie mit einem Tuch und legen Sie auf die Magenregion.

Blase, Nieren, Leber und Galle

Blase und Nieren gehören zu den wichtigsten Entgiftungsorganen unseres Körpers. Versagt ihre Funktion oder ist sie gestört, so kann das lebensgefährlich werden. Bei allen Erkrankungen von Blase und Nieren gilt deshalb: Suchen Sie unbedingt einen Arzt auf! Nur er kann entscheiden, welche Hilfsmaßnahme angebracht und notwendig sind.

Schwangere mit Störungen des Harnsystems gehören in jedem Fall umgehend und innerhalb von Stunden in die Behandlung ihres Frauenarztes!

Wenden Sie Hausmittel bei Beschwerden in diesem Bereich nur nach Absprache mit dem Arzt oder Therapeuten an. Sie können auf natürliche Art Linderung und Heilung bringen, besonders wenn nur eine leichte Störung eines dieser Organe vorliegt, oder wenn über lange Zeiträume eingesetzte starke Medikamente in der Dosis reduziert werden sollen. Tees, Teemischungen, Heilbäder und Auflagen helfen dabei.

Als Heilpflanzen für Blasenleiden gelten:

- **Entzündungshemmend:** Ampferknöterich, Basilienkraut, Eisenkraut, Goldrute, Heidekraut, Heidelbeere, Kapuzinerkresse, Königskerze, Preiselbeere, Rosmarin, Silberdistel, Taubnessel, Ysop und Zwiebel.
- **Schmerzlindernd:** Leinkraut, Stiefmütterchen und Zitterpappel.
- **Harntreibend:** Bärentraube, Birke, Brennessel, Bruchkraut, Eberesche, Erdbeere, Liebstöckel, Quecke, Schwarzdorn und Wiesenknopf.
- **Entkrampfend:** Heckenrose, Hopfen, Kamille, Kornblume, Labkraut und Schwarzkümmel.
- **Blutstillend:** Hirtentäschel.

Achtung: Hausmittel, die Bärentraubenblätter, Schachtelhalm, Orthosiphon oder Goldrute enthalten, sind für Patienten, die aufgrund eingeschränkter Herz- oder Nierentätigkeit unter Wasseransammlungen im Körper leiden, nicht zu empfehlen. Beraten Sie sich in jedem Fall vorher mit Ihrem Arzt oder Therapeuten!

Akute Blaseninfektion

Dazu kann es kommen, wenn Sie über längere Zeit nasse und kalte Füße haben oder länger auf kaltem Boden sitzen. In der heißen Jahreszeit verursacht nasses Badezeug, das nach dem Schwimmen anbehalten wird, oft Blasenentzündungen. Erste Anzeichen für eine Blaseninfektion sind brennende Schmerzen beim Wasserlassen und häufiger Harndrang.

Wird eine akute Blaseninfektion nicht richtig behandelt, kann das zu einer chronischen Blaseninfektion führen. Wenn dazu noch Fieber auftritt, müssen Sie einen Arzt aufsuchen! Nur er kann entscheiden, ob die Erkrankung mit Hausmitteln zu kurieren ist oder stärkere Medikamente eingesetzt werden müssen.

Blasentee-Mischung:

Bei Erkältungskatarrhen der Blase.
Zubereitung: Mischen Sie 2 Handvoll Brennesselblätter und je 1 Handvoll Holunderbeeren und Schlüsselblumen. Übergießen Sie 1 Teelöffel der Mischung mit 1 Tasse kochendem Wasser; 3 Minuten köcheln lassen, abseihen.
Anwendung: Trinken Sie mehrmals täglich 1 Tasse in kleinen Schlucken.

Bohnenschalen-Liebstöckel-Tee:

Harntreibend.
Zubereitung: Mischen Sie 20 Gramm Bohnenschalen, je 20 Gramm Liebstöckel- und Hauhechelkraut sowie 20 Gramm Queckenwurzeln. Übergießen Sie 2 Eßlöffel der getrockneten Mischung mit 1/2 Liter kochendem Wasser; 15 Minuten ziehen lassen, abseihen.
Anwendung: Trinken Sie den Tee schluckweise über den Tag verteilt.

Gänsefingerkraut-Goldruten-Teemischung:

Entkrampfend und entzündungshemmend.

Zubereitung: Mischen Sie 30 Gramm Gänsefingerkraut, je 20 Gramm Goldrute (Blüten und Kraut), Bärentrauben- und Brunnenkresseblätter sowie 20 Gramm Sonnenhut (Blüte und Kraut). Übergießen Sie 2 Eßlöffel der Mischung mit $^1/_2$ Liter kochendem Wasser; 15 Minuten ziehen lassen, abseihen.

Anwendung: Trinken Sie den Tee schluckweise über den Tag verteilt.

Holunderrindentee:

Stark harntreibend.

Zubereitung: Zerstoßen Sie 1 Handvoll Holunderrinde im Mörser, übergießen Sie diese dann in einem Tontopf mit 1 Liter kaltem Wasser. Kochen Sie die Mischung auf; $^1/_2$ Stunde köcheln lassen. Durch ein Mulltuch abseihen.

Anwendung: Trinken Sie den Tee schluckweise über den Tag verteilt.

Achtung: Sollten Wadenkrämpfe auftreten, setzen Sie den Tee sofort ab.

Maisbart:

Als Aufguß fördert er die Wasserausscheidung und die Durchblutung.

Zubereitung: Übergießen Sie 1 bis 2 Teelöffel getrockneten Maisbart mit $^1/_2$ Tasse kochendem Wasser; 10 Minuten ziehen lassen, abseihen.

Anwendung: Trinken Sie nach Bedarf täglich 2 bis 3 Tassen.

Achtung: Dieser Tee führt dem Becken vermehrt Blut zu. Er ist für Schwangere deshalb ungeeignet!

Queckentee:

Für eine gründliche Durchspülung der Nieren; er wirkt heilend und schmerzlindernd.

Zubereitung: Übergießen Sie 1 bis 2 Teelöffel Queckenwurzeln mit 1 Tasse kochendem Wasser; 10 Minuten ziehen lassen, abseihen.

Anwendung: Trinken Sie nach Belieben mehrere Tassen täglich.

Heublumen- oder Schachtelhalm-Fußbad:

Als ansteigendes Bad für Patienten mit einer »schwachen Blase« und bei häufigen Blasenentzündungen.

Zubereitung: Übergießen Sie 100 Gramm Heublumen oder 50 Gramm

Schachtelhalm mit $1/2$ Liter kochendem Wasser; 10 Minuten ziehen lassen, abseihen.
Anwendung: Füllen Sie eine Fußbadewanne (oder einen Eimer) mit warmem Wasser, geben Sie den Aufguß hinein. Stellen Sie die Füße in die Wanne, geben Sie in Minutenabständen immer wieder kleine Mengen heißes Wasser zu, und zwar so lange, bis eine Temperatur erreicht ist, die der Patient gerade noch aushält. Baden Sie die Füße 3 Minuten darin; in einem Eimer mit kaltem Wasser kühlen Sie sie dann für 10 Sekunden ab. Anschließend gut abtrocknen.
Achtung: Wenn Sie unter kranken Venen oder Bluthochdruck leiden oder schwanger sind, dürfen Sie keine heißen Fußbäder nehmen!

Schachtelhalmbad:

Kräftigt die Blasenfunktion und beugt Nieren- und Blasenerkrankungen vor.
Zubereitung: Übergießen Sie 100 Gramm Schachtelhalmkraut in einem großen Topf mit 2 Litern warmem Wasser; 1 Stunde ziehen lassen. Erhitzen Sie diesen Aufguß bis zum Sieden; weitere 15 Minuten kochen lassen, abseihen.
Anwendung: Setzen Sie den Absud einem Vollbad zu. Badetemperatur 38 Grad, Badezeit 10 bis 15 Minuten. Nach dem Bad empfiehlt sich Bettruhe von mindestens 60 Minuten. Wärmen Sie das Bett auf jeden Fall mit einer Wärmflasche vor!

Nieren- und Blasensteine

Diese Steinleiden entstehen, wenn Salze oder Fette im Harn kristallisieren. Meist merkt man nichts davon, denn die Kristalle gehen beim Wasserlassen ab. Größere Steine können jedoch im Harnleiter steckenbleiben und verursachen dann kolikartige Schmerzen. Auch wenn dies nachts oder am Wochenende geschieht: Suchen Sie in einem solchen Fall unbedingt sofort einen Arzt auf!

Bärentraubentee:

Bei Nierengrieß.
Zubereitung: Übergießen Sie 2 bis 3 Teelöffel Bärentraubenblätter mit $^1/_4$ Liter kochendem Wasser; 10 Minuten ziehen lassen, abseihen.
Anwendung: Trinken Sie den Tee tagsüber in kleinen Schlucken.
Achtung: Wenn Sie den Tee länger anwenden, kann es zu Verstopfung kommen.

Bruchkrauttee:

Bei Blasensand, entzündungshemmend.
Zubereitung: Übergießen Sie 2 Teelöffel des getrockneten Bruchkrauts mit $^1/_4$ Liter kochendem Wasser, 10 Minuten ziehen lassen, abseihen.
Anwendung: Trinken Sie den Tee über den ganzen Tag verteilt.

Preiselbeertee:

Bei Nierensteinen.
Zubereitung: Übergießen Sie 2 Eßlöffel der Blätter mit $^1/_4$ Liter kochendem Wasser; 10 Minuten ziehen lassen, abseihen.
Anwendung: Trinken Sie täglich 3 Tassen des Tees.
Tip: Bei Nierensteinen helfen auch Tees aus Ruprechtskraut, Vogelknöterich und Wegwarte, gegen Blasensteine auch Körnersteinbrech und Steinsame.

Löwenzahn-Birkenblätter-Goldruten-Teemischung:

Besonders wassertreibend; gut für eine Blasen- und Nierenspülung; zur Vorbeugung von Nieren- und Blasensteinen.
Zubereitung: Mischen Sie 20 Gramm Löwenzahnkraut mit Wurzel und je 10 Gramm Birkenblätter und Goldrutenkraut. Übergießen Sie 2 Teelöffel der Mischung mit $^1/_2$ Liter kochendem Wasser; 15 Minuten ziehen lassen, abseihen.
Anwendung: Trinken Sie täglich 2 bis 3 Tassen des ungesüßten Tees.

Wärmflasche:

Bei Blasen- und Nierenziehen; zur Entspannung verkrampfter Muskeln.
Anwendung: Füllen Sie eine Wärmflasche mit heißem Wasser, so warm wie es der Patient verträgt. Umwickeln Sie die Wärmflasche mit einem Handtuch, und legen Sie sie auf die schmerzende Stelle.

Nieren- und Blasenstärkung

Erdbeeren:

Bei Nieren- und Blasenschwäche.
Essen Sie frische Erdbeeren, etwa 100 bis 200 Gramm täglich. Es sollten jedoch Walderdbeeren sein. Gut ist – falls Sie keine Walderdbeeren bekommen – auch Erdbeerblättertee.
Zubereitung: Übergießen Sie 2 Teelöffel Walderdbeerblätter mit 1/4 Liter kochendem Wasser; 10 Minuten ziehen lassen, abseihen.
Anwendung: Trinken Sie über den Tag verteilt 2 bis 3 Tassen davon.

Heidelbeersaft:

Anwendung: Trinken Sie täglich 1 Glas Heidelbeersaft (aus der Apotheke, dem Reformhaus oder der Drogerie).

Kürbiskerne:

Anregend für den Harndrang.
Anwendung: Kauen Sie dreimal täglich je 5 bis 10 Kürbiskerne gründlichst.

Spargel:

Sie können Spargeltabletten in der Apotheke oder im Reformhaus bekommen, aber es lohnt sich auch, die Spargelsaison für eine entsprechende Kur zu nutzen.
Anwendung: Essen Sie während der Spargelzeit jeden zweiten Tag 500 Gramm Spargel. Bereiten Sie ihn jedoch ohne Butter zu.

Leberbeschwerden

Das wichtigste Entgiftungsorgan des menschlichen Körpers ist die Leber. Nicht nur übermäßiger Alkoholgenuß schädigt die Leber, sondern auch falsche Ernährung und ein ungesunder Lebensstil. Bei einem Leberschaden oder einer ernsthaften Erkrankung müssen Sie in jedem Fall einen Arzt aufsuchen.
Das Gleiche gilt für die Galle: Nur eine ärztliche Untersuchung kann

Aufschluß darüber geben, ob eine ernsthafte Erkrankung der Gallenwege, der Galle selbst oder Gallensteine vorliegen. Hausmittel können hier den Heilungsprozeß nur unterstützen.

Artischockensaft:

Zur Entgiftung der Leber, zur Anregung der Gallensaftabsonderung. Die Wirkstoffe der Pflanze bauen erhöhte Blutfettwerte ab. Den Saft bekommen Sie in der Apotheke.
Anwendung: Nehmen Sie dreimal täglich nach dem Essen 1 Eßlöffel Artischockensaft ein.

Artischockentrunk:

Zubereitung: Mischen Sie je 1 Handvoll Artischockenblätter und Rosmarin. Übergießen Sie die Mischung mit 1 Liter trockenem Rotwein. Fügen Sie noch 10 bis 15 Safrannarben hinzu. Das alles füllen Sie in eine Flasche, die gut verschlossen und dunkel etwa 14 Tage ruhen sollte; abseihen und in einer dunklen Flasche aufbewahren.
Anwendung: Trinken Sie zweimal täglich nach den Hauptmahlzeiten 1 Likörglas dieses Artischockentrunks.

Gänseblümchentee:

Gegen Leberleiden, bei Gallenblasenentzündung.
Zubereitung: Mischen Sie 20 Gramm Brennesselblätter, 10 Gramm Andornkraut und 20 Gramm Gänseblümchenblüten. Übergießen Sie die Mischung mit 1 Liter kochendem Wasser; zugedeckt 10 Minuten ziehen lassen, durch ein Mulltuch abseihen.
Anwendung: Trinken Sie tagsüber alle 2 Stunden eine Tasse davon.

Leberblümchenabsud:

Gegen Leberkoliken.
Zubereitung: Übergießen Sie 1 Eßlöffel Leberblümchenblätter mit 1 Tasse kochendem Wasser; 10 Minuten ziehen lassen, abseihen.
Anwendung: Trinken Sie täglich bei Bedarf 2 bis 3 Tassen.
Sie können Leberblümchen auch als Kaltauszug zubereiten: Nehmen Sie dann 4 Teelöffel auf $^1/_2$ Liter kaltes Wasser; 8 Stunden stehen lassen. Trinken Sie davon jeden zweiten Tag 2 bis 3 Tassen.

Leinsamensäckchen:

Bei Leberleiden und -schwellungen schmerzlindernd.

Zubereitung: Füllen Sie ein Mullsäckchen in entsprechender Größe mit ganzen Leinsamen, hängen Sie es für 10 Minuten in kochendes Wasser. Es muß auf etwa 42 Grad abkühlen (oder auf eine niedrigere Temperatur, die der Patient gerade noch aushalten kann).

Anwendung: Legen Sie das Leinsamensäckchen auf die schmerzende Stelle, binden Sie es mit einem Wolltuch fest an den Körper. Es sollte etwa 1/2 Stunde dort verbleiben. Wiederholen Sie die Anwendung bei Bedarf.

Rettichsafthonig:

Wohltuend für Leber und Galle.

Zubereitung: Stellen Sie für den ersten Tag der Wechselkur im Entsafter Rettichsaft her. Für den zweiten Tag mischen Sie 150 Milliliter Milch mit 3 Teelöffeln Honig.

Anwendung: Im täglichen Wechsel trinken Sie nun einen Tag dreimal täglich 1/8 Liter Rettichsaft, am zweiten Tag dreimal täglich je 150 Milliliter Honigmilch. Führen Sie diese Wechselkur etwa 2 Wochen lang durch.

Achtung: Diabetiker können dieses Hausmittel wegen des Honigs nicht anwenden!

Saathafer:

Als Vollbad gegen Leberbeschwerden.

Zubereitung: Übergießen Sie 1 Kilogramm Hafer mit 3 Litern heißem Wasser; 15 Minuten ziehen lassen, abseihen.

Anwendung: Geben Sie den Absud einem Vollbad zu.

Schafgarbentee:

Krampflösend und entzündungshemmend.

Zubereitung: Übergießen Sie 1 Teelöffel zerschnittene Schafgarbe mit 1 Tasse kochendem Wasser; 15 Minuten ziehen lassen, abseihen.

Anwendung: Trinken Sie täglich 3 Tassen des ungesüßten Tees lauwarm.

Achtung: Manche Menschen reagieren auf Schafgarbe mit Hautjucken, Hautrötungen oder Nesselausschlag. Ist das der Fall, setzen Sie dieses Hausmittel sofort ab.

Winterlinde:

Als Holzkohle gegen Leberleiden.
Anwendung: Nehmen Sie mehrmals täglich einige Stückchen Holzkohle zu sich.

Gallenbeschwerden

Egal, ob es sich um eine Gallenblasenentzündung, Entzündungen der Gallenwege oder Gallensteine mit Gallenkoliken handelt, sämtliche Beschwerden gehören in fachärztliche Behandlung. Bei Gallensteinen kann unter Umständen sogar eine Operation unumgänglich sein. In Abstimmung mit dem Arzt gibt es aber auch hier Hausmittel, die bestimmte Beschwerden lindern können.

Alant:

Bei Gallenleiden.
Zubereitung: Übergießen Sie 1 bis 2 Teelöffel Alantwurzel mit 1/2 Liter kochendem Wasser; 10 Minuten ziehen lassen, abseihen.
Anwendung: Trinken Sie den Tee über den ganzen Tag verteilt.

Brunnenkresse:

Lindert Gallenbeschwerden.
Zubereitung: Verdünnen Sie frischen Brunnenkressesaft im Verhältnis 1:5 mit Wasser.
Anwendung: Nehmen Sie davon täglich 3 Teelöffel ein.

Heublumensack:

Bei Gallensteinen und Gallenkoliken, bei akuten und chronischen Schmerzen. Sie bekommen einen Heublumensack in der Apotheke oder im Reformhaus, können ihn aber auch selbst herstellen.
Zubereitung: Nähen Sie einen Leinensack in der Größe der zu behandelnden Stelle, füllen Sie ihn mit Heublumen, so daß er etwa 5 bis 8 Zentimeter dick ist. Nähen Sie den Sack zu, übergießen Sie ihn in einem Topf mit kochendem Wasser; etwa 15 Minuten ziehen lassen, zwischen zwei Holzbrettern gut auspressen.

Anwendung: Schlagen Sie den Heublumensack in ein Tuch ein (er sollte eine Temperatur zwischen 40 und 45 Grad haben, d.h. so heiß sein, wie der Patient es aushalten kann!). Legen Sie ihn auf die schmerzende Stelle. Mit einem Wolltuch wird er so umwickelt, daß er fest am Körper anliegt. Der Heublumensack bleibt so lange liegen, bis er erkaltet ist.

Löwenzahntee:

Verhindert eine Neubildung von Gallensteinen, z. B. nach einer Operation. Leiden Sie bereits unter kleineren Steinen, können Sie eine Vergrößerung durch regelmäßige Teekuren mit Löwenzahntee verhindern.
Zubereitung: Übergießen Sie 2 Teelöffel Löwenzahnwurzeln samt Kraut mit 1/4 Liter Wasser. Bringen Sie das Wasser zum Sieden, nehmen Sie es nach 1 Minute vom Herd. 10 Minuten ziehen lassen, abseihen.
Anwendung: Trinken Sie täglich 2 Tassen des ungesüßten Tees. Im Frühjahr und Herbst empfiehlt sich eine Teekur von jeweils 6 bis 8 Wochen.
Achtung: Der Löwenzahntee darf nicht bei Verschluß oder Entzündung der Gallenwege getrunken werden! Bei sehr magenempfindlichen Patienten kann es zu Magenschmerzen kommen; setzen Sie dieses Hausmittel in diesem Fall sofort ab!

Milch:

Schützt vor Gallensteinen. Durch Milch wird die Gallenblase zur Entleerung gezwungen; es können sich keine Kristalle bilden, die sich zu Gallensteinen entwickeln.
Anwendung: Trinken Sie zur Vorbeugung regelmäßig abends vor dem Zubettgehen 1 Glas warme Milch.

Wärmflasche:

Erste-Hilfe-Maßnahme bei Gallenkoliken. Die Wärme entspannt und lindert die Schmerzen.
Anwendung: Füllen Sie eine Wärmflasche mit so heißem Wasser, wie es gerade noch auszuhalten ist. Wickeln Sie sie in ein Tuch, und legen Sie sie auf die schmerzenden Körperstelle.

Wermut als Tee:

Vorbeugend gegen Gallenkoliken, zur Nachbehandlung von Koliken. Der Tee schmeckt bitter.

Zubereitung: Übergießen Sie 1 Teelöffel kleingeschnittenes Wermutkraut mit 1 Tasse kochendem Wasser; 10 Minuten ziehen lassen, abseihen.

Anwendung: Trinken Sie bei Bedarf 1 Tasse des ungesüßten Tees möglichst heiß.

Tip: Wenn Sie den Wermuttee mit Honig, Zucker oder Süßstoff süßen, bringt das keine geschmackliche Verbesserung!

Wermut als Tinktur:

Hilft, Schmerzen zu lindern, die sich nach Diätsünden oder Aufregungen eingestellt haben. Sie bekommen die Tinktur in der Apotheke.

Anwendung: Lösen Sie 20 bis 30 Tropfen Wermuttinktur in 1/2 Glas warmem Wasser auf; trinken Sie dies schluckweise. Sie können auch als Kur dreimal täglich 15 bis 20 Tropfen einnehmen.

Achtung: In den Wermuttropfen ist Alkohol enthalten!

Zwiebelsaft:

Lindernd bei Gallenschmerzen.

Anwendung: Nehmen Sie von dem Saft 1 frischen Zwiebel mehrmals täglich 1 Teelöffel ein.

Gestörter Galleabfluss

Gestörter Galleabfluß läßt sich durch Hausmittel regulieren. Sie helfen auch, die Galleproduktion in der Leber zu fördern.

Edelgamander:

Als Aufguß für einen besseren Galleabfluß.

Zubereitung: Übergießen Sie 1 bis 2 Teelöffel des Krauts mit 1 Tasse Wasser, 10 Minuten ziehen lassen, abseihen.

Anwendung: Trinken Sie vor den Mahlzeiten täglich 1 Tasse davon.

Honigmilch:

Bei Gallenbeschwerden wegen schlechtem Galleabfluß.

Zubereitung: Verrühren Sie 3 Eßlöffel Honig in 1 Glas abgekochter, warmer Milch.

Anwendung: Trinken Sie täglich 2 bis 3 Wochen lang zwischen den Hauptmahlzeiten je 1 Glas Honigmilch.

Achtung: Für Diabetiker ist dieses Hausmittel ungeeignet!

Johanniskrautöl:

Aus der Apotheke, bei Galle- und Leberbeschwerden.

Anwendung: Nehmen Sie bei Bedarf täglich zwei- bis dreimal je 1 Teelöffel Johanniskrautöl ein.

Achtung: Dieses Öl macht lichtempfindlich. Sie sollten nach der Einnahme eine Zeitlang direkte Sonneneinstrahlung, Höhensonne und Solarium meiden!

Knoblauch:

Galletreibend.

Anwendung: Nehmen Sie bei Bedarf mehrmals täglich 1 Messerspitze feingehackten Knoblauch pur oder in Salat oder Quark ein.

Pfefferminztee:

Bei gestörtem Galleabfluß, zur Förderung der Galleproduktion in der Leber.

Zubereitung: Übergießen Sie 1 gehäuften Teelöffel Pfefferminzblätter mit 1/4 Liter kochendem Wasser; 10 Minuten zugedeckt ziehen lassen, abseihen.

Anwendung: Trinken Sie jeden Tag 2 bis 3 Tassen ungesüßten Pfefferminztee.

Rettichsaft:

Als Kur gegen mangelhaften Gallenfluß und bei entzündeten Gallenwegen.

Anwendung: Trinken Sie etwa 2 Wochen lang täglich vor den Hauptmahlzeiten je 1 Glas frischen Rettichsaft.

Schwarzkümmel:

Als Aufguß gegen Gallenleiden.
Zubereitung: Übergießen Sie 1 Teelöffel Schwarzkümmelsamen mit 1 Tasse Wasser; 10 Minuten ziehen lassen, abseihen.
Anwendung: Trinken Sie täglich 2 Tassen davon.

Tausendgüldenkrauttee:

Regt die Gallenblase an, mehr Gallensaft abzusondern.
Zubereitung: Übergießen Sie 1 gehäuften Teelöffel kleingeschnittenes Tausendgüldenkraut mit 1/4 Liter kaltem Wasser. 6 bis 8 Stunden ziehen lassen, dabei gelegentlich umrühren. Dann abseihen und auf eine angenehme Trinktemperatur erwärmen.
Anwendung: Trinken Sie dreimal täglich 1 Tasse des ungesüßten Tees.
Achtung: Bei Magen- und Darmgeschwüren dürfen Sie keinen Tausendgüldenkrauttee trinken!

Gallenblasen- und Gallenwegsentzündungen

Beide Erkrankungen gehören in jedem Fall in die Hände eines Facharztes. Einige Hausmittel können Sie, nach ärztlicher Rücksprache, als Unterstützung Ihrer Therapie einnehmen.

Erdrauchtee:

Entkrampfend und regulierend für den Galleabfluß, bei akuten und chronischen Gallenbeschwerden.
Zubereitung: Übergießen Sie 1 Teelöffel Erdrauch mit 1/2 Liter Wasser. Zum Sieden bringen, 10 Minuten ziehen lassen, abseihen.
Anwendung: Trinken Sie bei Bedarf jeden Tag bis zu 3 Tassen ungesüßten Erdrauchtee.

Schöllkrauttee:

Krampflösend bei Entzündungen der Gallenblase oder der Gallenwege.
Zubereitung: Übergießen Sie 1 Teelöffel Schöllkraut mit 1/4 Liter Was-

ser. Das Ganze zum Sieden bringen, 10 Minuten ziehen lassen, abseihen.
Anwendung: Trinken Sie bei Bedarf täglich bis zu 3 Tassen des ungesüßten Schöllkrauttees.

Wermutwein:

Gegen Gallenwegsentzündungen.
Zubereitung: Kochen Sie 1 Liter Weißwein auf, geben Sie 40 ml Wermutfrühlingssaft zu, und süßen Sie das Ganze mit 150 Gramm Honig. Nehmen Sie den Wein dann sofort vom Herd, seihen Sie ihn ab und füllen Sie ihn noch heiß in Flaschen ab.
Anwendung: Trinken Sie jeden zweiten Tag auf nüchternen Magen morgens vor dem Frühstück 1 Likörglas davon.
Achtung: Dieses Rezept ist wegen des Honigs nicht für Diabetiker geeignet!

Hexenschuss, Ischias, Rheuma und Gicht

Hexenschuß, medizinisch Lumbago genannt, ist eine Art Muskelrheumatismus im Lendenbereich und tritt meistens plötzlich und unerwartet auf. Er kann auch eine Vorstufe zum Ischias, einer Entzündung der Ischiasnerven, sein. Suchen Sie bei Beschwerden auf jeden Falle einen Arzt auf – nur er kann über die weitere Behandlung entscheiden. Die Anwendung von Hausmitteln sollten Sie mit ihm absprechen.

Rheuma ist schon seit über 2000 Jahren bekannt. Bis heute gibt es kein Heilmittel dagegen. Ärzte können lediglich versuchen, den Fortgang der Krankheit aufzuhalten und die Schmerzen zu lindern.

Die Gicht ist – wie Rheuma – eine Stoffwechselkrankheit. Gegen sie gibt es allerhand Mittel und Therapien, auch unter den Hausmitteln.

Arnikasalbe:

Aus der Apotheke, gegen rheumatische Schmerzen.
Anwendung: Richten Sie sich nach den Angaben auf der Packungsbeilage.
Achtung: Manche Menschen reagieren auf Arnika mit Hautrötungen, Hautjucken oder sogar Bläschenbildung. Ist das der Fall, setzen Sie dieses Hausmittel sofort ab.

Birkenblättersaft:

Am wirkungsvollsten als Kur gegen Gicht. Sie bekommen den Saft in Apotheken und Reformhäusern.
Anwendung: Nehmen Sie 4 Wochen lang zwei- bis dreimal täglich 1 Eßlöffel Birkenblättersaft ein.

Birkenblättertee:

Zur Linderung rheumatischer Beschwerden; anregend für den gesamten Stoffwechsel.

Zubereitung: Übergießen Sie 2 gehäufte Teelöffel Birkenblätter mit $^1/_4$ Liter kochendem Wasser; 10 Minuten ziehen lassen, abseihen.
Anwendung: Trinken Sie als Kur 4 bis 8 Wochen lang täglich 2 bis 3 Tassen des Tees.
Achtung: Patienten, die unter Wasseransammlungen im Körper infolge eingeschränkter Herz- und Nierentätigkeit leiden, sollten Tees mit wassertreibender Wirkung nur nach ärztlicher Beratung einnehmen!

Birkenblätter-Brennessel-Teemischung:

Bei Gicht.
Zubereitung: Mischen Sie je 10 Gramm Birken- und Brennesselblätter, Bohnenschalen und Hagebuttenfrüchte mit Samen. Übergießen Sie 1 gehäuften Teelöffel der Mischung mit $^1/_4$ Liter kochendem Wasser; 10 Minuten ziehen lassen, abseihen.
Anwendung: Trinken Sie als Kur 3 bis 4 Wochen lang täglich 2 Tassen des ungesüßten Tees.
Achtung: Patienten, die unter Wasseransammlungen im Körper infolge eingeschränkter Herz- und Nierentätigkeit leiden, sollten Tees mit wassertreibender Wirkung nur nach Rücksprache mit ihrem Arzt einnehmen!

Brennesselrute:

Gegen Ischias und Hexenschuß; das enthaltene Nesselgift dringt in die Haut ein und bewirkt nach kurzem Brennen ein länger anhaltendes und wohltuendes Wärmegefühl.
Anwendung: Schneiden und bündeln Sie junge, blühende Brennesseln (Handschuhe nicht vergessen!). An drei aufeinanderfolgenden Tagen schlagen Sie damit auf die schmerzenden Körperstellen. Danach legen Sie eine Pause ein, um eventuelle Überreaktionen des Körpers auf das Nesselgift zu vermeiden.
Achtung: Nach der Anwendung der Brennesselrute sollten Sie nicht mit kaltem Wasser in Berührung kommen. Das wohltuende Wärmegefühl würde vergehen und das Brennen wiederkehren.

Brennesselsaft:

Aus der Apotheke oder dem Reformhaus, gegen rheumatische Beschwerden.

Anwendung: Nehmen Sie als Kur 4 Wochen lang täglich zwei- bis dreimal 1 Eßlöffel Brennesselsaft ein.
Achtung: Bei Ödemen infolge eingeschränkter Herztätigkeit dürfen Sie diesen Saft nicht anwenden!

Brennesseltee:

Als Kur bei Muskelrheumatismus und Gicht.
Zubereitung: Übergießen Sie 1 gehäuften Teelöffel Brennesselkraut mit 1/4 Liter kochendem Wasser; 10 Minuten ziehen lassen, abseihen.
Anwendung: Trinken Sie als Kur 4 bis 8 Wochen lang täglich 3 Tassen des ungesüßten Tees.

Eukalyptusöl:

Aus der Apotheke, gegen rheumatische Schmerzen.
Anwendung: Geben Sie bei Bedarf einige Tropfen Öl auf die schmerzenden Stellen, leicht einmassieren.
Achtung: Manche Menschen reagieren auf ätherische Öle allergisch. Dann müssen Sie das Hausmittel sofort absetzen. Eukalyptusöl ist für Säuglinge und Kinder unter fünf Jahren nicht geeignet!

Franzbranntwein:

Ein Einreibemittel bei Rheuma und Gicht.
Anwendung: Reiben Sie mehrmals täglich die schmerzenden Stellen mit Franzbranntwein ein. Akut von Gicht befallene Stellen bedecken Sie mit einem in Franzbranntwein getränkten Mulläppchen.

Giersch-(Geißfuß)-Tee:

Aus der Apotheke, gegen Gicht.
Zubereitung: Übergießen Sie 1 gehäuften Teelöffel getrocknete Gierschblätter mit 1/4 Liter kochendem Wasser; 10 Minuten ziehen lassen, abseihen.
Anwendung: Trinken Sie als Kur höchstens 2 Wochen lang täglich 3 Tassen davon.

Goldruten-Birkenblätter-Teemischung:

Gegen Gicht und verminderte Wasserausscheidung.
Zubereitung: Mischen Sie 20 Gramm Goldrutenkraut, je 10 Gramm

Birkenblätter, Löwenzahnwurzel mit Kraut, Hauhechelwurzel und Pfefferminzblätter. Übergießen Sie 1 gehäuften Teelöffel der Mischung mit 1/4 Liter kochendem Wasser; 10 Minuten ziehen lassen, abseihen.
Anwendung: Trinken Sie als Kur 3 bis 4 Wochen lang täglich 2 Tassen des ungesüßten Tees.
Achtung: Wenn Sie unter Wasseransammlungen aufgrund einer eingeschränkten Herz- und Nierentätigkeit leiden, sollten Sie diesen wassertreibenden Tee nicht ohne ärztlichen Rat trinken!

Heublumenbad:

Gegen Gicht und Rheuma. Sie können das Bad fertig in der Apotheke kaufen oder selbst herstellen.
Zubereitung: Übergießen Sie 500 Gramm Heublumen mit 3 Litern Wasser. Zum Sieden bringen und nach 30 Minuten abseihen.
Anwendung: Geben Sie die Flüssigkeit ins Badewasser. Badetemperatur: 38 Grad. Badedauer: etwa 15 Minuten.

Heublumensack:

Gegen Rheuma, die Auflage begünstigt den Gewebestoffwechsel, entkrampft die Muskeln und lindert den Schmerz.
Zubereitung: Nähen Sie einen Leinensack in der Größe der zu behandelnden Stelle, füllen Sie ihn mit Heublumen, so daß er etwa 5 bis 8 Zentimeter dick ist. Nähen Sie den Sack zu, übergießen Sie ihn in einem Topf mit kochendem Wasser, in dem Sie ihn 15 Minuten zugedeckt ziehen lassen. Dann zwischen zwei Holzbrettern auspressen.
Anwendung: Schlagen Sie den Sack in ein Tuch ein, und legen Sie ihn so heiß wie möglich auf die schmerzende Stelle. Mit einem Wolltuch wird er fest an den Körper gebunden. Er bleibt so lange liegen, bis er erkaltet ist.

Holunder-Schachtelhalm-Teemischung:

Als Kur bei Muskelrheumatismus, Hexenschuß oder Gelenkrheuma.
Zubereitung: Mischen Sie je 10 Gramm Holunderblätter, Schachtelhalm, Brennesselblätter und Löwenzahnwurzel mit Kraut. Übergießen Sie 1 gehäuften Teelöffel der Mischung mit 1/4 Liter kochendem Wasser; 10 Minuten ziehen lassen, abseihen.

Anwendung: Trinken Sie als Kur etwa 8 Wochen lang täglich 2 Tassen des ungesüßten Tees.
Achtung: Leiden Sie wegen eingeschränkter Herz- oder Nierentätigkeit unter Ödemen, dürfen Sie wassertreibende Tees ohne Rücksprache mit dem Arzt nicht über einen längeren Zeitraum hinweg trinken!

Holunderbeersaft:

Aus der Apotheke oder dem Reformhaus, gegen schmerzhafte Rheumaanfälle.
Anwendung: Trinken Sie als Kur 4 Wochen lang dreimal täglich $^1/_8$ Liter Saft.

Holunderblütentee:

Gegen chronisches Rheuma; schmerzlindernd; die Abstände zwischen den Rheumaanfällen vergrößern sich.
Zubereitung: Übergießen Sie 1 gehäuften Teelöffel Holunderblüten mit $^1/_4$ Liter kochendem Wasser; 10 Minuten ziehen lassen, abseihen.
Anwendung: Trinken Sie als Kur 4 bis 6 Wochen lang täglich 2 bis 3 Tassen des ungesüßten, lauwarmen Tees.

Johanniskrautöl:

Aus der Apotheke, gegen Rheuma und Gicht.
Anwendung: Reiben Sie die erkrankten Körperstellen oder »gichtigen« Gelenke mehrmals täglich mit dem Öl ein.

Kampferspiritus:

Gegen Rheuma und Gicht.
Anwendung: Reiben Sie die erkrankten Stellen mehrmals täglich mit Kampferspiritus ein. Von Gicht befallene Gelenke bedecken Sie mit einem Mulläppchen, das vorher in Kampferspiritus getaucht wurde.

Löwenzahnsaft:

Aus der Apotheke oder dem Reformhaus.
Anwendung: Nehmen Sie 6 bis 8 Wochen lang zweimal täglich je 1 bis $1^1/_2$ Eßlöffel Löwenzahnsaft ein.
Achtung: Patienten, die unter einem Verschluß oder einer Entzündung der Gallenwege leiden, dürfen diesen Saft nicht einnehmen!

Löwenzahn-Tausendgüldenkraut-Teemischung:

Als Kur bei rheumatischen Beschwerden.
Mischen Sie 20 Gramm Löwenzahnwurzel mit Kraut und je 5 Gramm Pfefferminzblätter, Hagebuttenfrüchte mit Samen und Hibiskusblätter (Rote Malve).
Zubereitung: Übergießen Sie 1 bis 2 Teelöffel der Mischung mit 1 Tasse kaltem Wasser. Zum Sieden bringen, 10 Minuten ziehen lassen, abseihen.
Anwendung: Trinken Sie mindestens 8 Wochen lang morgens zum oder nach dem Frühstück, sowie abends vor dem Zubettgehen 1 Tasse des ungesüßten Tees.
Achtung: Magenempfindliche Menschen können bei längerem Genuß von Löwenzahn Magenschmerzen bekommen. Ist das der Fall, setzen Sie das Hausmittel sofort ab!

Löwenzahntee:

Bei rheumatischen Beschwerden. Als Kur für eine bessere Durchblutung des Bindegewebes und zur allgemeinen Anregung des Stoffwechsels. Linderung der Rheumaschmerzen; Rheumaanfälle werden seltener.
Zubereitung: Übergießen Sie 1 bis 2 Teelöffel zerschnittene Löwenzahnwurzel mit Kraut mit 1 Tasse kaltem Wasser. Zum Sieden bringen, 10 Minuten ziehen lassen, abseihen.
Anwendung: Trinken Sie als Kur mindestens 8 Wochen lang zweimal täglich, morgens zum oder nach dem Frühstück sowie abends vor dem Zubettgehen 1 Tasse von dem Tee.
Achtung: Patienten, die unter einem Verschluß oder einer Entzündung der Gallenwege leiden, dürfen diesen Tee nicht trinken. Das gleiche gilt für magenempfindliche Menschen, bei ihnen kann es nach dem Genuß von Löwenzahn zu Magenschmerzen kommen. Dann muß der Tee sofort abgesetzt werden!

Obstessig mit Honig:

Gegen Rheuma.
Zubereitung: Verrühren Sie je 2 Teelöffel Obstessig und Honig in 1/4 Liter kaltem Wasser; täglich morgens trinken.
Achtung: Diabetiker dürfen keinen Honig zu sich nehmen!

Schachtelhalmbad:

Gegen Rheuma und Gicht.

Zubereitung: Übergießen Sie 100 Gramm Schachtelhalmkraut mit 2 Litern kochendem Wasser. Nach 1 Stunde zum Sieden erhitzen, 1/4 Stunde kochen, dann abseihen.

Anwendung: Geben Sie den Sud dem Badewasser zu. Badetemperatur: 39 Grad. Badezeit: etwa 10 bis 15 Minuten. Danach sollten Sie Bettruhe von 1 Stunde einhalten.

Schafgarben-Schachtelhalm-Teemischung:

Gegen Muskelrheumatismus, Hexenschuß und Gelenkrheuma.

Mischen Sie je 10 Gramm Schafgarbenkraut, Schachtelhalmkraut, Weidenrinde, Birkenblätter und Löwenzahnwurzel mit Kraut.

Zubereitung: Übergießen Sie 1 gehäuften Teelöffel der Mischung mit 1/4 Liter kochendem Wasser; 10 Minuten ziehen lassen, abseihen.

Anwendung: Trinken Sie als Kur 8 Wochen lang zweimal täglich 1 Tasse des Tees.

Achtung: Manche Menschen reagieren auf Schafgarbentee allergisch; es kann zu Hautrötungen, Jucken und Nesselausschlag kommen. Statt der Schafgarbe können Sie auch Melissenblätter verwenden.

Schlehen-Veilchen-Teemischung:

Für Gichtkranke, die außerdem an chronischer Stuhlträgheit leiden.

Mischen Sie je 10 Gramm Schlehenkraut, Veilchenblüten und je 5 Gramm Holunderblüten und Faulbaumrinde.

Zubereitung: Übergießen Sie 1 gehäuften Teelöffel der Mischung mit 1/4 Liter kochendem Wasser; 10 Minuten ziehen lassen, abseihen.

Anwendung: Trinken Sie als Kur 3 bis 4 Wochen lang täglich 2 Tassen des ungesüßten Tees.

Senfpflaster oder -auflage:

Gegen Rheuma. Sie können es fertig in der Apotheke kaufen oder selbst herstellen.

Zubereitung: Zerstoßen Sie 1 Handvoll Senfkörner im Mörser, übergießen Sie diese mit 3 bis 4 Eßlöffeln warmem Wasser. Warten Sie, bis ein starker, beißender Geruch entsteht.

Anwendung: Streichen Sie den Brei auf ein etwa handtellergroßes Leinentuch, das Sie auf die schmerzende Stelle legen. Darüber breiten Sie ein Wolltuch; die Auflage bleibt ein paar Minuten auf dem Körper. Sobald die Wärme in Brennen übergeht, muß sie entfernt werden, damit keine Blasen entstehen. Waschen Sie die Körperstelle mit lauwarmem Wasser ab. Sie können ein solches Pflaster alle zwei Tage auflegen.

Senfspiritus und Ameisengeist:

Gegen Rheuma und Gicht. Beides bekommen Sie in der Apotheke.

Anwendung: Mischen Sie Senfspiritus und Ameisengeist zu gleichen Teilen, und tragen Sie dies mehrmals täglich auf die rheumatischen Stellen auf. Von Gicht befallene Gelenke können Sie mit einem Mullläppchen belegen, das Sie mit dieser Mischung getränkt haben.

Wacholderbeerenkur:

Gegen Rheuma.

Anwendung: Kauen Sie insgesamt 30 Tage lang Wacholderbeeren nach folgendem Schema:

Am ersten Tag dreimal 1 Beere, am zweiten Tag dreimal 2 Beeren und weiter, bis Sie bei dreimal 15 Beeren täglich angelangt sind. Danach verringern Sie die Dosis wieder 15 Tage lang um 1 Beere täglich. Wiederholen Sie die Kur frühestens nach 3 Monaten.

Achtung: Diese Kur dürfen Sie nur mit gesunden Nieren und nach ausdrücklicher Billigung des Arztes anwenden!

Vorsicht: Schwangere dürfen diese Kur nicht machen!

Nervosität, Schlafstörungen und depressive Verstimmungen

Nicht selten klagen die Menschen in unserer hektischen Zeit über Schlafstörungen. Viele greifen zu schnell nach einem starken Schlafmittel. Bevor Sie sich vom Arzt Schlaftabletten verschreiben lassen, sollten Sie es mit einem der folgenden Hausmittel versuchen.

Baldrianbad:

Als zusätzliche Maßnahme zu Tees. Sie können Baldrianbäder fertig in der Apotheke kaufen oder selbst herstellen.
Zubereitung: Übergießen Sie 100 Gramm Baldrianwurzeln mit 1 Liter kochendem Wasser. Lassen sie das Ganze 10 Stunden ziehen; dann abseihen.
Anwendung: Geben Sie den Auszug ins Badewasser. Badetemperatur: 38 Grad. Badedauer: etwa 15 Minuten.

Baldrian-Melissen-Koriander-Teemischung:

Hilfreich, wenn die Schlafstörungen durch Verdauungsbeschwerden hervorgerufen werden.
Zubereitung: Mischen Sie je 10 Gramm Baldrianwurzel, Melissenblätter, Korianderfrüchte, Ingwerwurzel und 20 Gramm Johanniskraut. Übergießen Sie 2 gehäufte Teelöffel der Mischung mit $^1/_4$ Liter kochendem Wasser; 10 Minuten ziehen lassen, abseihen.
Anwendung: Trinken Sie vor dem Zubettgehen $^1/_2$ Tasse des ungesüßten Tees.

Baldrian-Melissen-Teemischung:

Fördert die Entspannung, löst seelische Verkrampfungen.
Zubereitung: Mischen Sie je 10 Gramm Baldrianwurzeln und Melis-

senblätter. Übergießen Sie 2 Teelöffel der Mischung mit $1/4$ Liter heißem Wasser; 10 Minuten ziehen lassen, abseihen.
Anwendung: Trinken Sie täglich 2 bis 3 Tassen davon.

Baldriantee:

Beruhigt das zentrale Nervensystem und wirkt krampflösend.
Zubereitung: Übergießen Sie 2 Teelöffel zerkleinerte Baldrianwurzeln mit $1/4$ Liter kaltem Wasser; 10 bis 12 Stunden zugedeckt ziehen lassen, gelegentlich umrühren. Dann den Kaltauszug abseihen und auf Trinktemperatur erwärmen.
Anwendung: Trinken Sie täglich 2 bis 3 Tassen des ungesüßten Tees.

Baldriantropfen:

Aus der Apotheke; lindert die Anspannung in bestimmten Situationen, z.B. vor Prüfungen oder vor wichtigen Geschäftsverhandlungen.
Anwendung: Nehmen Sie etwa $1/2$ Stunde vor dem entsprechenden Termin $1/2$ Teelöffel Baldriantropfen in etwas Wasser ein.
Achtung: Die Tropfen enthalten Alkohol!

Baldrianwein:

Läßt sich gut selbst herstellen. Gegen nervöse Unruhe und bei Schlafstörungen.
Zubereitung: Versetzen Sie 1 Liter Weißwein mit 30 Gramm feingeschnittener Baldrianwurzel; gut verschlossen etwa 2 Wochen bei Zimmertemperatur ziehen lassen. Dann durch ein Tuch oder Filterpapier abseihen.
Anwendung: Trinken Sie zwei- bis dreimal täglich 1 Likörglas davon.

Entspannung und Schlafvorbereitung

Ohne Entspannung kann kein Mensch die nötige Ruhe finden. Wenn Sie sich wegen Streß nicht richtig entspannen können, helfen bewährte Hausmittel.

Fenchel-Honig-Milch:

Als Einschlafhilfe.
Zubereitung: Kochen Sie 2 Teelöffel zerdrückte Fenchelfrüchte mit _ Liter Vollmilch auf. Durch ein Sieb abseihen und nach dem Abkühlen mit 2 Eßlöffeln Honig verrühren.
Anwendung: Trinken Sie die Fenchel-Honig-Milch etwa $^1/_2$ Stunde vor dem Zubettgehen.
Achtung: Diabetiker sollten keinen Honig zu sich nehmen!

Hopfen-Melissen-Teemischung:

Gegen nervöse Erregung und Einschlafstörungen.
Mischen Sie je 20 Gramm Hopfenzapfen und Melissenblätter sowie 10 Gramm Baldrianwurzel.
Zubereitung: Übergießen Sie 2 gehäufte Teelöffel der Mischung mit $^1/_4$ Liter lauwarmem Wasser. 5 Stunden zugedeckt ziehen lassen, danach abseihen. Den Tee auf Trinktemperatur erwärmen.
Anwendung: Trinken Sie täglich 2 Tassen des ungesüßten Tees. Als Schlaftrunk können Sie $^1/_2$ Stunde vor dem Zubettgehen 1 Tasse mit Honig gesüßten Tee trinken.
Achtung: Diabetiker dürfen nur ungesüßten Tee trinken!

Knoblauch:

Gegen Abgeschlagenheit, Leistungsabfall und bei Schlafstörungen. Sie können Knoblauchdragées in der Apotheke kaufen. Wenn Ihnen der Geruch nichts ausmacht, können Sie auch frischen Knoblauch essen.
Anwendung: Essen Sie als Einschlafhilfe täglich eine frische, kleingeschnittene Knoblauchzehe, z.B. auf einem Butterbrot.

Kräuterkissen:

Gegen Einschlafstörungen. In der Apotheke bekommen Sie fertige Kräuterkissen. Sie können sie sich aber auch selbst eines herstellen. Kräuter gegen Schlaflosigkeit sind: Dost, Quendel, Hopfen, Lavendel und Thymian.
Zubereitung: Nähen Sie eine kleine Kissenhülle, füttern Sie diese mit Verbandswatte aus, und geben Sie in diese die Duftkräuter hinein. Ein Teil der Kräuter sollte grob gemahlen sein, der andere Teil nur kleingeschnitten.

Anwendung: Legen Sie das Kräuterkissen abends unter Ihr Kopfkissen oder direkt unter den Kopf.

Lavendelbad:

Entspannend und beruhigend bei nervösen Einschlafstörungen.
Zubereitung: Übergießen Sie 50 bis 60 Gramm Lavendelblüten mit 1 Liter Wasser. Zum Sieden bringen, nach 10 Minuten abseihen.
Anwendung: Geben Sie diesen Absud ins Badewasser. Baden Sie bei 38 Grad etwa 15 Minuten darin.

Melissenbad:

Ausgleichend und entspannend bei Nervosität. Sie können es fertig in der Apotheke oder im Reformhaus kaufen oder selbst herstellen.
Zubereitung: Setzen Sie 50 bis 60 Gramm Melissenblätter in 1 Liter kaltem Wasser an. Zum Kochen bringen und nach 10 Minuten abseihen.
Anwendung: Geben Sie diesen Sud ins Badewasser. Die Wassertemperatur sollte 38 Grad betragen. Sie sollten nicht länger als 15 Minuten in der Wanne bleiben.

Melissen-Fenchel-Kümmel-Teemischung:

Gegen Schlafstörungen, die von Verdauungsbeschwerden herrühren.
Zubereitung: Mischen Sie 15 Gramm Melissenblätter, 10 Gramm zerstoßene Fenchelfrüchte, je 5 Gramm zerstoßenen Kümmel, Pfefferminzblätter, Baldrianwurzeln und Johanniskraut. Übergießen Sie 2 gehäufte Teelöffel der Mischung mit $^1/_4$ Liter kochendem Wasser; 10 Minuten ziehen lassen, abseihen.
Anwendung: Trinken Sie vor dem Zubettgehen $^1/_2$ Tasse des ungesüßten Tees.

Melissen-Orangenblüten-Teemischung:

Hilfreich, wenn Sie wegen der Hektik und Überanstrengung des Tages an Schlafstörungen leiden.
Mischen Sie 25 Gramm Melissenblätter, je 10 Gramm Orangenblüten, Hagebuttenfrüchte mit Samen und 5 Gramm Hibiskusblüten.
Zubereitung: Übergießen Sie 2 Teelöffel der Mischung mit $^1/_4$ Liter kochendem Wasser; 10 Minuten ziehen lassen, abseihen. Nach Geschmack mit 1 Teelöffel Honig süßen.

Anwendung: Trinken Sie vor dem Zubettgehen $^{1}/_{2}$ Tasse Tee.
Achtung: Diabetiker dürfen nicht mit Honig süßen!

Melissenwein:

Beruhigender Medizinalwein bei nervöser Unruhe und Schlafstörungen.
Zubereitung: Versetzen Sie 1 Liter Weißwein mit 500 Gramm Melissenblättern; gut verschlossen 2 Wochen bei Zimmertemperatur ziehen lassen. Dann durch ein Tuch oder einen Papierfilter abseihen.
Anwendung: Trinken Sie zwei- bis dreimal täglich 1 Likörglas.

Oliventee:

Zur Entspannung.
Zubereitung: Übergießen Sie 2 gehäufte Teelöffel Olivenblätter mit $^{1}/_{4}$ Liter kochendem Wasser; etwa 10 Minuten ziehen lassen, dann abseihen. Nach Geschmack mit Honig süßen.
Anwendung: Trinken Sie 3 Wochen lang jeden Abend 1 Tasse lauwarmen Oliventee.
Achtung: Diabetiker dürfen ihren Tee nur ungesüßt trinken.

Passionsblume:

Gegen Schlafstörungen und nervöse Unruhe.
Zubereitung: Übergießen Sie 2 gehäufte Teelöffel Passionsblumenkraut mit $^{1}/_{4}$ Liter kochendem Wasser; etwa 10 Minuten ziehen lassen, dann abseihen.
Anwendung: Trinken Sie täglich 2 Tassen des ungesüßten Tees.

Rotwein mit Zusätzen:

Ein wirksamer Schlummertrunk.
Zubereitung: Zerstoßen Sie je 10 Gramm Baldrianwurzel, Hopfenblüten, Melissenblätter, Johanniskraut und 5 Gramm Lavendelblüten sehr fein im Mörser. Geben Sie die Kräuter in eine Literflasche, die Sie mit einem mittelschweren Rotwein auffüllen. Schütteln Sie alles gut durch. Geben Sie noch 1 Stange Zimt zu, und lassen Sie die Mischung 10 Tage ziehen; schütteln Sie die Flasche ab und zu. Dann seihen Sie den Wein ab.
Anwendung: Trinken Sie vor dem Zubettgehen 1 Likörglas davon.

Depressive Verstimmungen

Gegen leichtere depressive Verstimmungen und Nervosität helfen verschiedene Tees oder Teemischungen. Bei anhaltender Depressivität ohne erkennbaren Grund sollte man sich in Behandlung begeben.

Baldriantee:

Für die abendliche Entspannung, gegen Schlafstörungen.
Zubereitung: Übergießen Sie 2 Teelöffel Baldrianwurzeln mit $1/4$ Liter kaltem Wasser. Etwa 12 Stunden ziehen lassen, dabei gelegentlich umrühren, anschließend abseihen. Erwärmen Sie diesen kalten Auszug auf Trinktemperatur, und süßen Sie ihn mit 1 Teelöffel Honig.
Anwendung: Trinken Sie über den Tag verteilt 3 Tassen davon.
Achtung: Diabetiker dürfen nur mit Fruchtzucker süßen und müssen dies mit den Broteinheiten verrechnen!

Johanniskrauttee:

Wirkt ausgleichend, ohne zu ermüden. Der Wirkstoffgehalt im Tee ist höher als im Johanniskrautöl, denn im Wasser entfaltet sich die Heilwirkung besser. Johanniskrauttee kann man ruhig über mehrere Wochen trinken; es gibt keinerlei Suchtgefahr.
Zubereitung: Übergießen Sie 2 Teelöffel getrocknetes Johanniskraut mit $1/4$ Liter kaltem Wasser. Erhitzen Sie das Ganze, und seihen Sie es nach etwa 3 Minuten ab.
Anwendung: Trinken Sie als Kur 4 bis 6 Wochen lang täglich 2 bis 3 Tassen des ungesüßten Tees.
Achtung: Die Teekur mit Johanniskraut macht lichtempfindlich. Meiden Sie in dieser Zeit Höhensonne, Solarium und starkes Sonnenlicht!

Johanniskrauttinktur:

Zubereitung: Bedecken Sie 1 Handvoll Johanniskraut (Blüten und Blätter) in einem dunklen, gut verschließbaren Glas mit 38prozentigem Alkohol (Kornschnaps oder Wodka). Etwa 4 Wochen stehenlassen, dabei mehrmals gut durchschütteln. Filtern, wenn die Johanniskrautblüten ihre ursprüngliche Farbe verloren haben.
Anwendung: Nehmen Sie dreimal täglich etwa 20 Tropfen davon ein.

Kinderkrankheiten

Mittlerweile weiß man, daß der Organismus eines Kindes anders reagiert als der eines Erwachsenen. Es würde nichts nützen, die Dosis von Hausmitteln für Erwachsene bei Kindern einfach nur zu reduzieren. Für alle Eltern muß gelten: Befragen Sie einen Arzt, bevor Sie selbst herumdoktern! Vor allem, wenn die Beschwerden unklar sind, ist das unabdingbar. Die meisten Kinderärzte stehen alten Hausrezepten positiv gegenüber.

Sie finden nachfolgend zunächst Hausmittel für Säuglinge und Kleinkinder, danach solche für Schulkinder und Jugendliche.

Blähungen

Blähungen kommen bei Säuglingen sehr häufig vor, vor allem, wenn die Muttermilch zur Ernährung nicht ausreicht und zugefüttert werden muß. Wird ein Säugling kurz nach der Flasche unruhig, krümmt er sich und schreit, kann man auf Blähungen schließen. Sie verursachen Magen- und Darmkrämpfe und können genauso schmerzhaft sein wie beim Erwachsenen.

Dilltee:

Zur Anregung der Verdauung.
Zubereitung: Übergießen Sie 1 Teelöffel Dill mit 1/4 Liter kochendem Wasser; 10 Minuten ziehen lassen, abseihen.
Anwendung: Geben Sie dem Kind nach dem Füttern 1 Teelöffel davon.

Fenchel:

Bei Blähungen mit Verstopfung. Fenchel kann man als Honig oder Tee verabreichen.
Anwendung: Geben Sie 1 Teelöffel Fenchelhonig aus dem Reformhaus in die Flaschennahrung.

Anis-, Kümmel- oder Fencheltee:

Gegen schmerzhafte Blähungen. Anis und Kümmel schmecken nicht besonders gut; versuchen Sie es bei Säuglingen deshalb zunächst mit Fencheltee.

Zubereitung: Übergießen Sie 1 Teelöffel zerdrückte Fenchelfrüchte mit 200 Milliliter kochendem Wasser; 10 Minuten ziehen lassen, abseihen.

Anwendung: Geben Sie den Fencheltee statt der vorgeschriebenen Wassermenge zur Flaschennahrung. Sie können auch nach dem Füttern 1 Teelöffel Fencheltee geben.

Milchschorf und Ekzeme

Milchschorf und Ekzeme treten bei Säuglingen öfter auf.

Stiefmütterchentee:

Zum Abheilen von Milchschorf und Ekzemen.

Zubereitung: Übergießen Sie 1 Teelöffel Stiefmütterchenkraut mit $1/4$ Liter kochendem Wasser; 10 Minuten ziehen lassen, abseihen.

Anwendung: Geben Sie den Tee statt der vorgeschriebenen Wassermenge zur Flaschennahrung.

Kamille:

Äußerlich gegen Ekzeme und Hautausschläge.

Zubereitung: Übergießen Sie 3 Eßlöffel Kamillenblüten mit $1/4$ Liter kochendem Wasser; 10 Minuten ziehen lassen, abseihen.

Anwendung: Geben Sie etwas Kamillentee auf einen Leinenlappen; betupfen Sie damit die befallenen Hautstellen.

Säuglingsschnupfen

Kamillen-Inhalation:

Der ganze Raum wird mit dem Kamillenduft erfüllt, das Kind nimmt so über die normale Atmung die Wirkstoffe der Heilpflanze auf.

Zubereitung: Übergießen Sie 1 Handvoll Kamillenblüten in einer Schüssel mit 1 Liter kochendem Wasser.
Anwendung: Stellen Sie die Schüssel neben das Kinderbett. Zugleich befeuchten Sie mehrere Tücher, die Sie im Kinderzimmer aufhängen, mit dem Aufguß.

Majoransalbe:

Gegen Blähungen und Schnupfen.
Zubereitung: Übergießen Sie 1 Teelöffel pulverisierten Majoran mit 1 Teelöffel Weingeist; beides bekommen Sie in der Apotheke. Einige Stunden ziehen lassen. Geben Sie der Mischung 1 Teelöffel frische, ungesalzene Butter zu. Alles zusammen erwärmen Sie im Wasserbad. Durch ein Mulltuch abseihen.
Anwendung: Nach dem Abkühlen reiben Sie die Nase des Säuglings mehrmals täglich mit der Majoransalbe ein.

Wundbehandlungen

Trotz der modernen Windeln läßt es sich bei Säuglingen und Kleinkindern nicht vermeiden, daß der kleine Popo hin und wieder wund wird oder sogar eine Windeldermatitis entsteht.

Honig:

Zubereitung: Mischen Sie Honig und Lebertran zu gleichen Teilen.
Anwendung: Streichen Sie die Mischung auf die wunden Stellen.

Ringelblumensalbe:

Aus der Apotheke; gegen Windeldermatitis.
Anwendung: Bestreichen Sie die wunden Stellen mehrmals täglich mit der Salbe.

Zahndurchfall

Zahndurchfall tritt bei Säuglingen häufig auf, wenn die ersten Zähne durchkommen. Während dieser Zeit sind die Abwehrkräfte geschwächt; es kann zu Durchfällen kommen. Diese werden durch Gärungserreger hervorgerufen, die durch das Reiben des Kindes am Zahnfleisch entstehen.

Heidelbeertee:

Gegen Zahndurchfall.
Zubereitung: Übergießen Sie 1 gehäuften Eßlöffel getrocknete Heidelbeeren mit 1/4 Liter kaltem Wasser; zum Sieden bringen, etwa 10 Minuten kochen lassen, dann abseihen.
Anwendung: Geben Sie drei- bis fünfmal täglich 1 bis 2 Teelöffel des Heidelbeertees in die Flaschennahrung.

Appetitlosigkeit

Appetitlosigkeit ist keine eigentliche Kinderkrankheit. Manche Eltern bezeichnen ihr Kind als »schlechten Esser«. Doch zunächst müssen Sie klären, ob das Kind wirklich wenig ißt oder ob es sich nicht etwa durch Süßigkeiten oder gezuckerte Limonaden vor den Mahlzeiten den Appetit verdirbt. Ist die Ursache organisch, etwa wegen einer verminderten Saftproduktion in Mund, Magen und Darm, so können einige Hausmittel helfen.

Schlehenmarmelade:

Wenn das Kind nicht oder sehr wenig frühstückt.
Zubereitung: Waschen Sie die Schlehen, dann übergießen Sie sie mit kaltem Wasser. Über Nacht stehenlassen, dann das Wasser abgießen und erneut mit Wasser und Weißwein (oder Essig) versetzen. Rechnen Sie pro Kilogramm Schlehen 1/8 Liter Wasser und 1/4 Liter Weißwein (oder 1/4 Liter 3prozentigen Essig). Kochen Sie alles unter Rühren weich. Nach dem Erkalten pressen Sie den Brei durch ein Sieb und wiegen ihn ab. Pro Kilo Schlehenbrei geben Sie erneut 1/4 Liter Weißwein

sowie 375 Gramm Zucker zu. Kochen Sie das Ganze zu Marmelade ein (dabei verflüchtigt sich der Alkohol).
Anwendung: Das appetitlose Kind sollte morgens vor dem Frühstück 1 bis 2 Teelöffel Schlehenmarmelade essen.
Achtung: Für Diabetiker ist dieses Rezept nicht geeignet!

Bauchschmerzen

Bauschmerzen treten bei Kindern häufiger auf. Oft liegt keine organische Ursache zugrunde, sondern eine akute Magenreizung, wenn das Kind zu schnell oder zu kalt gegessen oder zuviel zu sich genommen hat. Vor allem kleinere Kinder bezeichnen Schmerzen aller Art, die nicht unbedingt im Bauchbereich liegen, als „Bauchschmerzen». Es ist dann Aufgabe der Eltern oder des Kinderarztes diese genauer zu lokalisieren.
Achtung: Sind Bauchschmerzen nach einem Tag nicht verschwunden oder treten sie kurz nach einer Behandlung mit Hausmitteln wieder auf, müssen Sie unbedingt einen Arzt aufsuchen! Es kann sich dabei nämlich um das Warnzeichen einer Blinddarmentzündung handeln.

Kamillentee:

Für eine schnelle Besserung.
Zubereitung: Übergießen Sie 1 Teelöffel Kamillenblüten (oder je 1/2 Teelöffel Kamillenblüten und Pfefferminzblätter) mit 1/4 Liter kochendem Wasser; 5 Minuten ziehen lassen, abseihen.
Anwendung: Das Kind sollte 1 Tasse des ungesüßten Tees möglichst heiß und in kleinen Schlucken trinken.

Wärmflasche:

Schmerzlindernd und entkrampfend.
Anwendung: Füllen Sie eine Gummiwärmflasche mit möglichst heißem Wasser (so heiß, wie es der kleine Patient ertragen kann). Wickeln Sie ein Tuch darum und legen Sie sie auf den schmerzenden Bauch.

Durchfall und Würmer

Durchfall und Würmer kommen bei Kindern hin und wieder vor. Halten Sie vor Eigenbehandlung unbedingt Rücksprache mit dem Arzt.

Granatapfelsaft:

Gegen Darmparasiten.
Zubereitung: Pressen Sie den Saft eines reifen Granatapfels aus, und mischen Sie ihn mit dem Saft von 2 Knoblauchzehen. Je nach Geschmack können Sie 1 bis 2 Teelöffel Honig zugeben.
Anwendung: Das Kind sollte den Saft 2 Wochen lang täglich vor dem Mittagessen trinken.
Achtung: Diabetiker dürfen nicht mit Honig süßen!

Heidelbeertee:

Schnelle und dauerhafte Hilfe bei Durchfall.
Zubereitung: Übergießen Sie 1 gehäuften Eßlöffel getrocknete Heidelbeeren mit 1/4 Liter Wasser. Zum Sieden bringen, 10 Minuten kochen lassen, abseihen.
Anwendung: Das Kind sollte drei- bis fünfmal täglich 3 bis 5 Eßlöffel ungesüßten Heidelbeertee trinken.

Kürbiskerne:

Gegen Spul- und Bandwürmer.
Anwendung: Mehrere Kürbiskerne über den Tag verteilt kauen.

Roher Apfel:

Gegen Durchfall.
Anwendung: Reiben Sie einen geschälten Apfel. Wenn er bräunlich geworden ist, bekommt ihn das Kind zu essen.

Wermutaufguß:

Gegen Wurmbefall.
Zubereitung: Übergießen Sie 1 Teelöffel Wermutkraut mit 1 Tasse kochendem Wasser, 10 Minuten ziehen lassen, abseihen.
Anwendung: Dreimal täglich 1 Tasse von dem Aufguß trinken.

Erkältungskrankheiten

Kinder werden oft von Erkältungen geplagt, denn sie spielen häufig im Freien, auch bei naßkaltem Wetter, bei Regen und Schnee. Vorbeugend oder sofort anwendbar, wenn sich eine Erkältung ankündigt, sind folgende Hausmittel:

Hagebutten-Kamillen-Tee:

Mischen Sie je 10 Gramm Hagebutten, Kamillenblüten, Wacholderbeeren und 5 Gramm Petersilienwurzel.

Zubereitung: Übergießen Sie 1 Eßlöffel der Mischung mit 1 Tasse kochendem Wasser; knapp 15 Minuten ziehen lassen, abseihen.

Anwendung: Von dem Tee sollte das Kind täglich 1 bis 3 Tassen trinken.

Heißes Fußbad:

Zur besseren Durchblutung des Körpers, vor allem aber des Nasen- und Rachenraums.

Anwendung: Füllen Sie einen Eimer mit heißem Wasser - so heiß, wie es das Kind aushalten kann. Es stellt Füße und Waden bis zum Knie in den Eimer, etwa 5 Minuten lang. Anschließend gut trockenreiben.

Lindenblütentee:

Gleichzeitig mit dem heißen Fußbad; vorbeugend, auch gegen Fieber.

Zubereitung: Übergießen Sie 1 Teelöffel Lindenblüten mit $^1/_4$ Liter kochendem Wasser, 5 Minuten ziehen lassen, abseihen. Nach Geschmack mit 1 Teelöffel Honig süßen.

Anwendung: Das Kind sollte 1 Tasse Tee lauwarm und in kleinen Schlucken trinken.

Achtung: Diabetiker dürfen den Tee nur ungesüßt trinken!

Fieber

Fieber tritt bei erkälteten Kindern oft und sehr schnell auf. Bekämpfen Sie es nicht sofort mit starken fiebersenkenden Mitteln, denn das Fieber hilft dem Körper, selbst mit den Krankheitserregern fertig zu werden. Nur hohes Fieber über 39 Grad sollten Sie bekämpfen, denn es belastet den Kreislauf.

Ganzkörperwaschung:

Fiebersenkend um etwa 1 Grad.
Anwendung: Mischen Sie zimmerwarmes Wasser mit etwas Essig. Da hinein tauchen Sie ein rauhes Handtuch, drücken es leicht aus und waschen damit schnell den Körper des Kindes ab. Gehen Sie folgendermaßen vor: Hände und Füße, Arme und Beine, Brust, Bauch und Rücken, immer in Richtung zum Herzen. Danach trocknen Sie das Kind nicht ab. Es wird sofort wieder ins Bett gelegt und gut zugedeckt. Ganzkörperwaschungen können Sie mehrmals täglich wiederholen.

Heublumenhemd:

Bei fieberhaften Erkältungen.
Zubereitung: Übergießen Sie 300 Gramm Heublumen mit 5 Litern Wasser. Einige Minuten kochen, dann abseihen.
Anwendung: Tauchen Sie ein zusammengerolltes Leinenhemd in den Heublumensud, und wringen Sie es gut aus. Ziehen Sie das Hemd noch warm dem Kind an. Legen Sie das Kind sofort ins Bett und decken Sie es gut zu. Das Hemd bleibt etwa 1/2 Stunde am Körper. Danach ziehen Sie es wieder aus und bringen das Kind in frischer Bettwäsche wieder zu Bett.

Kamilleneinlauf:

Zubereitung: Übergießen Sie 1 Eßlöffel Kamillenblüten mit 1 Liter kochendem Wasser; 10 Minuten ziehen lassen, abseihen. Lassen Sie den Tee auf etwa 30 Grad abkühlen.
Anwendung: Füllen Sie etwa 1/4 Liter davon in einen Klistierball aus der Apotheke. Führen Sie das Klistier in den After ein und entleeren Sie die Kamillenflüssigkeit vorsichtig in den Enddarm. Bei Bedarf müssen Sie den Vorgang drei- bis fünfmal täglich wiederholen.

Geschwächte Abwehrkräfte

Gerade bei Kindern, kommt es, wenn sie in den Kindergarten oder zur Schule gehen, immer wieder zu Ansteckungen mit allen möglichen Infektionskrankheiten. Eine allgemeine Stärkung der Abwehrkräfte ist daher in jedem Fall anzuraten.

Augentrosttee:

Als Teekur hilft Augentrost schon nach wenigen Wochen, das Kind aktiver und weniger anfällig für Infektionen zu machen.
Zubereitung: Übergießen Sie 1 Teelöffel Augentrostkraut mit $^1/_4$ Liter kochendem Wasser; 10 Minuten ziehen lassen, abseihen. Eventuell mit Honig süßen.
Anwendung: Das Kind sollte den Tee über den ganzen Tag verteilt trinken.
Achtung: Diabetiker müssen den Tee ungesüßt trinken!

Halsschmerzen

Kamillentee:

Als Gurgelmittel für größere Kinder. Entzündungshemmend im Hals- und Rachenraum.
Zubereitung: Übergießen Sie 2 Teelöffel Kamillenblüten mit $^1/_4$ Liter kochendem Wasser; 10 Minuten ziehen lassen, abseihen. Lassen Sie den Tee zum Gurgeln auf Trinktemperatur abkühlen.
Anwendung: Das Kind sollte mehrmals täglich, mindestens dreimal, mit Kamillentee gurgeln. Am besten im Wechsel mit Salbeitee.

Salbeitee:

Als Gurgelmittel, am besten im Wechsel mit Kamillentee.
Zubereitung: Übergießen Sie 1 Teelöffel Salbei mit $^1/_4$ Liter kochendem Wasser, 10 Minuten ziehen lassen, abseihen. Den Tee auf Trinktemperatur abkühlen lassen.
Anwendung: Das Kind sollte mindestens dreimal täglich etwa 1 Minute lang mit dem Salbeitee gurgeln.

Lindenblüten-Kamillen-Teemischung:

Bei den ersten Anzeichen von Halsschmerzen.
Mischen Sie je 20 Gramm Linden- und Kamillenblüten.
Zubereitung: Übergießen Sie 1 Teelöffel der Mischung mit 1/4 Liter kochendem Wasser, 5 Minuten ziehen lassen, abseihen. Sie können den Tee mit 1 Teelöffel Honig süßen.
Anwendung: Das Kind sollte den Tee entweder im Mund hin- und herbewegen (das ist gerade bei kleineren Kindern, die noch nicht gurgeln können, ein guter Ersatz.). Oder es trinkt 1 Tasse Lindenblüten-Kamillentee lauwarm und in kleinen Schlucken.
Achtung: Diabetiker dürfen ihren Tee nicht gesüßt trinken!

HUSTEN

Husten kann Kinder bei Erkältungen sehr quälen. Oft wird er verschleppt und entwickelt sich zu einer hartnäckigen Bronchitis. Nach Rücksprache mit einem Arzt können Sie versuchen, den Husten, der mit einer Erkältung einhergeht, durch Hausmittel zu heilen. Hält der Husten länger an, müssen Sie unbedingt einen Arzt konsultieren!

Fenchelhonig:

Die ätherischen Öle wirken krampflösend und desinfizieren die gereizten Bronchien. Fenchelhonig bekommen Sie im Reformhaus.
Anwendung: Das Kind sollte drei- bis fünfmal täglich je 1 Teelöffel Fenchelhonig einnehmen.

Holunder-Huflattich-Teemischung:

Bei Asthmaanfällen.
Mischen Sie 20 Gramm Holunderblüten mit 15 Gramm Huflattichblättern und 5 Gramm Fenchelfrüchten.
Zubereitung: Übergießen Sie 1 gehäuften Teelöffel der Mischung mit 1/4 Liter kochendem Wasser, 10 Minuten ziehen lassen, abseihen. Bei Bedarf mit 1 Teelöffel Honig süßen.
Anwendung: Das Kind sollte morgens und abends jeweils eine Tasse Holunder-Huflattich-Tee trinken.
Achtung: Diabetiker dürfen ihren Tee nicht süßen!

Hustenbalsam:

Läßt sich gut selbst herstellen.

Zubereitung: Rühren Sie je 1/2 Tasse Sternkiefernharz und kalt gepreßtes Olivenöl sämig und geben Sie 7 Tropfen Thymianöl dazu.

Anwendung: Tragen Sie den Hustenbalsam auf Brust und Rücken auf; mit einem Baumwolltuch bedecken, darüber noch ein Wolltuch wickeln.

Knoblauchsaft:

Gegen Husten.

Zubereitung: Hacken Sie 2 Knoblauchzehen sehr fein, und mischen Sie 3 Eßlöffel Zucker (Kandis oder Honig) darunter. Geben Sie das Ganze in 1/8 Liter Wasser, lassen Sie es etwa 10 Minuten kochen. Dann muß der Ansatz einige Stunden stehenbleiben; durch ein Tuch auspressen.

Anwendung: Das Kind sollte von dem Knoblauchsaft täglich 1 bis 2 Teelöffel einnehmen.

Lakritze:

Gegen Husten.

Zubereitung: Lassen Sie 1 Teelöffel Süßholzwurzel etwa 10 Minuten in 1 großen Tasse heißen Wassers ziehen. Dann abseihen.

Anwendung: Das Kind sollte täglich 1 bis 2 Tassen davon trinken.

Preiselbeeren:

Gegen Asthma.

Zubereitung: Vermischen Sie 1 bis 2 Teelöffel Preiselbeeren mit 1 Tasse warmem Wasser.

Anwendung: Bei Bedarf geben Sie dem Kind 1 Teelöffel der frisch zubereiteten Beeren.

Rettich:

Gegen Husten, Asthma und fieberhafte Erkältungen.

Zubereitung: Höhlen Sie einen dicken Rettich aus, füllen Sie Honig hinein, und stellen Sie ihn für einige Stunden an einen warmen Ort.

Anwendung: Geben Sie dem Kind den Honig und auch den Rettich zu essen.

Achtung: Für Diabetiker ist dieses Hausrezept nicht geeignet!

Rettichhonig:

Zubereitung: Raspeln Sie einen ganzen Rettich, geben Sie ihn zusammen mit dem austretenden Rettichwasser in eine Tasse: Vermischen Sie alles mit 3 bis 4 Eßlöffeln Honig. Lassen Sie die Mischung ein paar Stunden ziehen, dann pressen Sie alles durch ein Leinentuch.
Anwendung: Das Kind sollte täglich 1 bis 2 Teelöffel Rettichhonig einnehmen.
Achtung: Dieses Hausmittel ist für Diabetiker ungeeignet!

Thymianbad:

Bei Keuchhusten. Sie können das Bad fertig in der Apotheke kaufen oder auch selbst herstellen.
Zubereitung: Übergießen Sie 100 Gramm Thymiankraut mit 1 Liter kochendem Wasser. 15 bis 20 Minuten ziehen lassen, dann abseihen. Geben Sie diese Flüssigkeit ins Badewasser.
Anwendung: Das Kind sollte bei einer Temperatur von etwa 38 Grad 15 Minuten lang im Badewasser bleiben. Danach empfiehlt sich für mindestens 1 Stunde Bettruhe.

Schlafstörungen

Ein Schlafkissen kann Kindern beim Entspannen und Einschlafen helfen.
Zubereitung: Mischen Sie je 1 Handvoll Baldrianwurzeln, Kamille, Salbei, Rosmarin, Farnkraut, Zitronenmelisse, je 10 bis 15 Arnikablüten und Mistelbeeren; nähen Sie alle Zutaten in ein Leinentuch ein.
Anwendung: Legen Sie das Schlafkissen unter das Kopfkissen Ihres Kindes. Erneuern Sie es etwa alle 2 Monate.

Altersbeschwerden

Während des ganzen Lebens sterben ständig Zellen im Körper ab und werden durch neue ersetzt. Diese Erneuerungsprozesse reduzieren sich im Alter. Hat der Mensch ein höheres Alter erreicht, werden manche Körperfunktionen langsamer; so manches »Zipperlein« beeinträchtigt das Wohlbefinden; man muß zudem mit seinen Kräften haushalten.

Trotzdem ist das Alter nicht unbedingt eine Zeit des Schmerzes und der Kraftlosigkeit. Die Hausmittel bei Altersbeschwerden sind hauptsächlich darauf ausgerichtet, Schwächen zu lindern, zu beheben oder ganz allgemein den Organismus zu stärken.

Allgemeine Stärkung

Brennesselsamenwein:

Ein sofort wirkendes Entlastungsmittel. Den Weißwein bekommen Sie in Apotheken und Reformhäusern mit allerlei Zusätzen, die stärkend wirken. Brennesselsamenwein können Sie aber auch selbst herstellen.
Zubereitung: Zerstoßen Sie 50 Gramm Brennesselsamen im Mörser, und übergießen Sie ihn mit 3/4 Liter naturreinem Weißwein. Die Mischung etwa 10 Tage stehen lassen, hin und wieder kräftig schütteln. Danach durch einen Kaffeefilter, einige Lagen Mull oder Leinen abseihen. Die Pflanzenteile trüben den Wein leicht ein. Wird die Mischung trübe, sofort nochmals aufkochen und abfiltern. Spülen Sie die Flaschen vor dem Einfüllen mit heißem Wasser aus, dem Sie 1 Teelöffel Zitronensäure auf 1/2 Liter Spülwasser zugesetzt haben. Nun geben Sie noch 100 Gramm Bienenhonig oder Fruchtzucker zu. Gut verschlossen hält sich der Brennesselsamenwein im Kühlschrank etwa 1 Monat.
Anwendung: Trinken Sie täglich 1 bis 3 Likörgläser davon.
Achtung: Diabetiker dürfen nur mit Fruchtzucker süßen und müssen diesen auf die Broteinheiten anrechnen!

Knoblauch:

Zur Behandlung von Arterienverkalkung, Durchblutungsstörungen und zur Senkung des Blutdrucks; außerdem gefäßreinigend und förderlich für die natürliche Gefäßspannung.

Anwendung: Essen Sie täglich 2 frische Knoblauchzehen, z. B. auf einem Butterbrot. Oder nehmen Sie ein entsprechendes Präparat (aus Apotheke oder Reformhaus) ein. Beachten Sie die Angaben auf dem Beipackzettel.

Rosmarin-Salbei-Rotwein-Elixier:

Ein altbewährtes Rezept zur allgemeinen Stärkung.

Zubereitung: Mischen Sie je 1 Handvoll frischen Rosmarin und Salbeiblätter. Übergießen Sie die Mischung in einem Tontopf mit 1 Liter herbem, naturreinem Rotwein. Zugedeckt 12 Stunden ziehen lassen; anschließend den Tontopf im Wasserbad erhitzen. 1/2 Stunde lang knapp unter dem Siedepunkt ziehen lassen, anschließend auf Körpertemperatur abkühlen. 1 Eßlöffel Fruchtzucker unterrühren, die Mischung nochmals 1 Stunde zugedeckt stehenlassen. Durch ein Mulltuch abseihen und in eine dunkle Glasflasche füllen.

Anwendung: Trinken Sie zweimal täglich vor dem Mittag- und Abendessen 1 Likörglas.

Altersherz

Ein »altes« Herz kann man nicht verjüngen, doch Hausmittel können bei Altersbeschwerden mit den richtigen Gewürzen helfen. Dadurch wird nicht nur die Verdauung besser geregelt, scharfe Gewürze wie Ingwer, Muskat, Rettich, Paprika, Pfeffer oder Senf können auch ein Altersherz wieder in Schwung bringen.

Galgantwurzel:

Bei leichten Herzstauungen mit Kurzatmigkeit. Das Galgantmus können Sie als Kur einige Wochen oder sogar Monate lang einnehmen.

Zubereitung: Mischen Sie 6 Gramm Galgantwurzelpulver mit je 12 Gramm Majoran- und Selleriesamenpulver und 4 Gramm weißem

Pfeffer. Geben Sie alle Pulver in 400 Gramm abgeschäumten Honig. Erwärmen Sie alles zusammen langsam im Wasserbad, und verrühren Sie es zu einem Mus.

Anwendung: Nehmen Sie als Kur 4 bis 6 Wochen lang dreimal täglich je 1/2 Teelöffel davon ein, am besten in Honig-Petersilien-Wein aufgelöst.

Herzgespannkraut-Quecken-Teemischung:

Zubereitung: Mischen Sie 50 Gramm Herzgespannkraut mit je 30 Gramm Gänsefingerkraut, Königskerzenblüten, Queckenwurzel, Melissenkraut und Arnikablüten. Übergießen Sie 2 gehäufte Eßlöffel der getrockneten Zutaten mit 1/2 Liter Wasser. 15 Minuten ziehen lassen, abseihen.

Anwendung: Trinken Sie diesen Tee über den Tag verteilt. Als Kur können Sie ihn bis zu 4 Wochen ohne Pause einnehmen.

Honig-Petersilie-Wein:

Zubereitung: Kochen Sie 19 Stengel frischer Petersilie mit Blättern in 2 Eßlöffeln Weinessig etwa 5 Minuten lang auf. Dann geben Sie (nach Geschmack) 80 bis 150 Gramm Honig oder Fruchtzucker und 1 Liter naturreinen Wein zu. Noch 5 Minuten weiterkochen. Den Wein abschäumen, durch einen Kaffeefilter abseihen und in Flaschen füllen. Sie können die Wirkung verstärken, wenn Sie eine Petersilienwurzel mitkochen. Der Wein wirkt hauptsächlich entwässernd.

Anwendung: Trinken Sie dreimal täglich, immer nach dem Essen, 1 Likörgläschen davon.

Achtung: Diabetiker dürfen nur mit Fruchtzucker süßen und müssen diesen mit den Broteinheiten verrechnen!

Vorsicht: Setzen Sie dieses Hausmittel bei Wadenkrämpfen sofort ab! Nehmen Sie entwässernde Mittel nicht über einen längeren Zeitraum ohne Rücksprache mit dem Arzt oder Therapeuten ein!

Mariendistel-Arnika-Teemischung:

Bei Bluthochdruck.

Zubereitung: Mischen Sie je 30 Gramm Mariendistelsamen, Ehrenpreiskraut mit Samen, je 20 Gramm Arnikablüten, Johanniskraut mit Blüten und Melissenkraut. Übergießen Sie 2 gehäufte Eßlöffel der

Mischung mit 1/2 Liter kochendem Wasser; 15 Minuten ziehen lassen, abseihen.
Anwendung: Trinken Sie diese Teemenge über den Tag verteilt mindestens sechs Wochen lang.

Misteltee:

Entlastend für das Herz, blutdrucksenkend.
Zubereitung: Übergießen Sie 1 gehäuften Teelöffel Mistel mit 1/2 Liter kaltem Wasser; 10 bis 12 Stunden ziehen lassen, abseihen.
Anwendung: Trinken Sie von dem Tee täglich 2 Tassen lauwarm und in kleinen Schlucken.
Achtung: Bei niedrigem Blutdruck nicht zu empfehlen!

Weißdorntee:

Als Kur bei altersbedingter Herzschwäche. Der Tee zeigt auch über einen längeren Zeitraum keine Nebenwirkungen.
Zubereitung: Übergießen Sie 1 Teelöffel getrocknete Weißdornblüten mit 1 Tasse heißem Wasser; 10 Minuten ziehen lassen, abseihen. Je nach Geschmack mit Honig, Fruchtzucker oder süßem Sanddornsaft süßen.
Anwendung: Trinken Sie als Kur über einen Zeitraum von 6 bis 8 Wochen täglich 2 Tassen des Tees.
Achtung: Diabetiker dürfen nur mit Fruchtzucker süßen und müssen dies mit den Broteinheiten verrechnen!

Altershusten

Altershusten tritt oft bei älteren Menschen auf, manchmal in Form einer chronischen Bronchitis, die auch durch eine verminderte Herzleistung hervorgerufen wird. Dadurch kommt es zu einem Blutrückstau in der Lunge, als Folge davon zu einem Hustenreiz. Bevor Sie sich mit einem Hausmittel zu kurieren versuchen, lassen Sie durch ein EKG und einen Lungenfunktionstest eine Angina pectoris oder gar einen Koronarverschluß ausschließen.

Heckenroselixier:

Zubereitung: Kochen Sie 75 Gramm Heckenrosenzweige mit Blättern und Früchten, 150 Gramm abgeschäumten Honig oder die entsprechende Menge Fruchtzucker und 1 Liter naturreinen Frankenwein 5 Minuten auf. Abschäumen, dann abseihen. »Behandeln« Sie das Elixier in den folgenden 4 Wochen dreimal so.
Anwendung: Trinken Sie zweimal täglich je 1 Likörglas bis zu 1/4 Tasse. Wiederholen Sie die Kur nach zweiwöchiger Pause.

Heckenrosen-Hagebutten-Elixier:

Zubereitung: Mischen Sie je 25 Gramm Heckenrosen- und Weißdornblüten, Hagebuttenschalen und Königskerzenblüten. Verfahren Sie genauso wie beim Heckenroselixier.
Anwendung: In diesem Auszug ist kein Holz und somit kein Harz enthalten. Sie können diese Mischung 6 Wochen lang als Kur einnehmen.

Appetitlosigkeit

Appetitlosigkeit kommt bei vielen älteren Menschen vor. Mit ganz einfachen Mitteln kann man den Appetit aber anregen.

Kandierter Ingwer

Er wirkt um so besser, je schärfer er schmeckt.
Anwendung: Essen Sie jeweils vor den Mahlzeiten einige Stückchen Ingwer.
Achtung: Diabetiker können ihre Nahrung mit frisch geriebener Ingwerwurzel würzen.

Muskatellersalbeielixier:

Bei Appetitlosigkeit und allgemeinen Verdauungsstörungen.
Zubereitung: Kochen Sie 10 Gramm Muskatellersabeiblätter mit 6 Gramm Poleiminze und 2 Gramm Fenchelsamen in 1 Liter naturreinem Weißwein. Geben Sie nach und nach 50 Gramm Honig oder Fruchtzucker dazu. Das Ganze sollte etwa 3 bis 5 Minuten kochen; danach abseihen und steril abfüllen.

Anwendung: Trinken Sie nach dem Mittag- und Abendessen je 1 bis 2 Likörgläschen davon.
Achtung: Personen mit empfindlichem Magen sollten dieses Elixier nur teelöffelweise einnehmen! Diabetiker dürfen nur mit Fruchtzucker süßen!

Preiselbeermus:

Als Kur appetitsteigernd; hilft auch bei Verdauungsschwäche. Sie können das Mus fertig zubereitet, auch ungezuckert, im Lebensmittelhandel bekommen.
Anwendung: Nehmen Sie 3 bis 4 Wochen lang täglich 1 bis 2 Teelöffel Preiselbeermus ein, morgens vor dem Aufstehen und vor jeder Mahlzeit.
Achtung: Diabetiker müssen vor dieser Kur ihren Arzt befragen!

Tausendgüldenkrauttee:

Gegen Appetitlosigkeit und bei Verdauungsbeschwerden. Der Tee schmeckt bitter, wirkt jedoch besonders gut, wenn er kalt ausgezogen wird.
Zubereitung: Übergießen Sie 1 gehäuften Teelöffel kleingeschnittenes frisches Tausendgüldenkraut mit 1 Tasse kaltem Wasser, 6 bis 10 Stunden ziehen lassen, abseihen.
Anwendung: Trinken Sie vor den Mahlzeiten 1 Tasse des ungesüßten Tausendgüldenkrauttees, am besten lauwarm.
Achtung: Patienten mit Magen- und Zwölffingerdarmgeschwüren dürfen diesen Tee nicht anwenden!

Arthrose

Diese und viele andere Gelenkserkrankungen treten besonders im Alter auf.

Teufelskralletee:

Er hat sich besonders bewährt. Sie erhalten ihn in Apotheken.

Anwendung: Richten Sie sich nach den Angaben auf der Packungsbeilage.

Achtung: Haben Sie einen empfindlichen Magen, befragen Sie vorher Ihren Arzt oder Therapeuten.

Cayennepfeffer-Kampfer-Öl:

Gegen arthritische Schmerzen in den Gliedmaßen.

Zubereitung: Mischen Sie 2 Gramm Cayennepfeffer, 8 Gramm Olivenöl und 16 Gramm Kampferessenz aus der Apotheke. Um Hautreizungen zu vermeiden, lassen Sie dieses Gemisch bei Licht 3 Tage stehen und erhitzen es dann im Wasserbad. Durch ein Mull- oder Leinentuch abseihen.

Anwendung: Reiben Sie die schmerzenden Gelenke mehrmals täglich mit der Ölmischung ein.

Eschenblätterpackungen:

Vor allem bei Fingerarthritis zu empfehlen.

Zubereitung: Kochen Sie 2 bis 3 Handvoll Eschenblätter in $^1/_2$ Liter Wasser 5 Minuten lang auf, danach abseihen.

Anwendung: Binden Sie die warmen Eschenblätter für mindestens 1 Stunde mit einer Mullbinde als Kompresse um die Hände.

Tip: Für dieses Rezept können Sie auch getrocknete Eschenblätter verwenden. Allerdings müssen Sie diese über Nacht einweichen und erst dann kochen.

Heublumensack:

In der Apotheke fertig zu kaufen oder selbst herzustellen.

Zubereitung: Nähen Sie einen Leinensack, der die Größe der zu behandelnden Stelle hat. Füllen Sie ihn mit Heublumen, bis er etwa 5 bis 8 Zentimeter dick ist. Nähen Sie den Sack zu, übergießen Sie ihn in

einem Topf mit kochendem Wasser. 15 Minuten ziehen lassen. Pressen Sie den Sack nach dem Herausnehmen gut aus.
Anwendung: Schlagen Sie den Sack in ein Tuch ein. Er sollte immer noch eine Temperatur zwischen 40 und 45 Grad haben; am besten so heiß, wie es der Patient aushalten kann. Legen Sie ihn auf die schmerzende Stelle; mit einem Wolltuch umwickeln, das fest am Körper anliegt. Den Sack so lange liegen lassen, bis er ausgekühlt ist.

Honig-Apfelessig:

Hilft von innen gegen arthritische Beschwerden.
Zubereitung: Mischen Sie 1 Eßlöffel Apfelessig in einem Glas heißem Wasser mit 1 Teelöffel Honig.
Anwendung: Trinken Sie täglich zweimal 1 Glas davon.
Achtung: Magenempfindliche Menschen sollten keinen Apfelessig, sondern lieber eichenfaßgereiften, mehre Jahre alten Balsamessig verwenden.

Lebertran-Orangensaft:

Zubereitung: Mischen Sie 1 Teelöffel Lebertran mit 1 kleinen Glas frisch gepreßtem Orangensaft.
Anwendung: Trinken Sie morgens vor dem Frühstück und abends vor dem Zubettgehen eine solche Saftmischung.

Blähungen

Verschiedene Tees helfen gegen Blähungen und bei Bauchkrämpfen.

Anis-, Fenchel-, Koriander- und Kümmeltee:

Zubereitung: Mischen Sie 1 gehäuften Teelöffel zerdrückte Früchte (je nach Geschmack Anis, Fenchel oder Kümmel) mit 1 gehäuften Eßlöffel Gänsefingerkraut. Übergießen Sie die Mischung mit $^1/_2$ Liter kochendem Wasser; zugedeckt 10 Minuten ziehen lassen, abseihen.
Anwendung: Trinken Sie nach dem Essen 1 Tasse des ungesüßten Tees warm und in kleinen Schlucken. Leiden Sie unter heftigen Blähungen, trinken Sie über den Tag verteilt 2 bis 3 Tassen des Tees.

Knoblauchöl:

Äußerlich bei Darmstörungen.
Zubereitung: Mischen Sie 3 Tropfen Knoblauchöl mit 2 Eßlöffeln Sojaöl.
Anwendung: Massieren Sie den Bauch nach dem Essen mit ein paar Tropfen des Knoblauch-Soja-Öl-Gemischs.

Durchfall

Durchfall kann auch altersbedingte Ursachen haben. Folgende Hausmittel helfen.

Roher Apfel:

Zubereitung und Anwendung: Waschen Sie einen Apfel, reiben Sie ihn mit der Schale und lassen Sie ihn braun werden. Erst dann sollten Sie ihn langsam essen.

Brombeertee:

Zubereitung: Übergießen Sie 2 Teelöffel Brombeerblätter mit 1 Tasse kochendem Wasser, etwa 10 Minuten ziehen lassen.
Anwendung: Trinken Sie nach Bedarf 1 bis 2 Tassen davon in kleinen Schlucken.

Fehlender Durst

Fehlender Durst ist bei älteren Menschen häufig ein Problem. Jeder Mensch sollte täglich etwa 2 Liter Flüssigkeit trinken. Untersuchungen haben jedoch gezeigt, das viele Senioren nicht einmal ein Viertel dieser Menge zu sich nehmen. Das kann zu Funktionsstörungen der Nieren und zu Harnsteinen führen.

Brombeer-Himbeer-Kamillen-Teemischung:

Zubereitung: Mischen Sie 20 Gramm Brombeerblätter, 15 Gramm Himbeerblätter, 10 Gramm Kamillenblüten, 20 Gramm Hagebutten ohne Kerne, 20 Gramm Hibiskusblüten (Rote Malve) und 10 Gramm Pfefferminzblätter. Übergießen Sie 3 Eßlöffel der Mischung mit 1 Liter kochendem Wasser; zugedeckt 10 Minuten ziehen lassen, abseihen.

Anwendung: Trinken Sie mehrmals täglich, auch ohne Durst, 1 Tasse des ungesüßten Tees.

Prostatabeschwerden

Prostatabeschwerden treten häufig bei Männern über 50 auf. Eine Schwellung oder Entzündung der Prostata führt zu Problemen beim Wasserlassen. In den meisten Fällen ist die Vergrößerung der Prostata harmlos, doch sollten Sie bei Beschwerden auf jeden Fall einen Arzt aufsuchen: Ein Urologe kann feststellen, ob die Prostatabeschwerden gut- oder bösartig sind. In manchen Fällen muß eine Prostatawucherung operativ entfernt werden. Die Behandlung des Arztes kann mit Hausmitteln unterstützt und eine Operation so unter Umständen vermieden werden.

Brennessel-Birkenblätter-Tee:

Harntreibend.

Zubereitung: Mischen Sie 30 Gramm Weidenröschen, 20 Gramm Brennesselblätter mit je 10 Gramm Birkenblättern, Bohnenschalen, Löwenzahnwurzeln mit Kraut, Schachtelhalmkraut und Orthosiphon (Indischer Blasen- und Nierentee). Übergießen Sie 2 Teelöffel der Mischung mit 1/4 Liter kochendem Wasser; 10 Minuten ziehen lassen, abseihen.

Anwendung: Trinken Sie von diesem Tee als Kur etwa 3 bis 4 Wochen lang täglich 2 Tassen ungesüßt.

Achtung: Leiden Sie als Patient unter Wasseransammlungen im Körper (Ödemen), sollten Sie auf jeden Fall vorher Ihren Arzt oder Therapeuten befragen.

Harntreibende Tees und Teemischungen dürfen Sie ohne ärztliche Kontrolle nicht über einen längeren Zeitraum trinken! Zu den wassertreibenden Tees gehören: Bärentraube, Bohnenschalen, Brennessel, Birke, Gänsefingerkraut, Goldrute, Hauhechel, Liebstöckel, Quecke, Sarsaparille, Schachtelhalm, Segge und Vogelknöterich.
Vorsicht: Magenempfindliche Patienten können durch die Beimischung von Löwenzahn Magenschmerzen bekommen. Brechen Sie die Teekur in diesem Fall ab. Sie können sie nach 3 Tagen – ohne Löwenzahnbeimischung – fortsetzen.

Goldrutentee:

Bei Neigung zur Entzündung.
Zubereitung: Übergießen Sie 2 Teelöffel des Echten Goldrutenkrauts mit 1 Tasse kochendem Wasser; etwa 10 Minuten ziehen lassen.
Anwendung: Trinken Sie über den Tag verteilt 2 bis 3 Tassen davon.

Heublumenbad:

Zubereitung: Übergießen Sie 500 Gramm Heublumen mit 3 Litern kochendem Wasser. Zum Sieden bringen, 1/2 Stunde ziehen lassen, abseihen und den Auszug ins Badewasser geben.
Anwendung: Die Badetemperatur sollte etwa 38 Grad betragen, die Badezeit etwa 15 Minuten. Heublumenbäder sollten Sie im Wechsel mit Schachtelhalmbädern zweimal wöchentlich anwenden. Danach ist eine Stunde Bettruhe empfehlenswert. Das Bett sollten Sie unbedingt vorwärmen.

Schachtelhalmbad:

Im Wechsel mit dem Heublumenbad. Beide Badezusätze bekommen Sie fertig in der Apotheke; Sie können sie aber auch selbst herstellen.
Zubereitung: Lassen Sie 100 Gramm getrocknetes Schachtelhalmkraut in 3 Liter heißem Wasser etwa 1 Stunde ziehen. Danach abseihen und ins Badewasser geben.
Anwendung: Die Badetemperatur sollte 38 Grad betragen; bleiben Sie etwa 15 Minuten im Wasser. Danach empfiehlt sich 1 Stunde Bettruhe. Das Bett auf jeden Fall vorwärmen!

Kürbiskernkur:

Vorbeugend gegen Entzündungen durch Restharnbildung; ohne negative Nebenwirkungen, auch über einen längeren Zeitraum.

Anwendung: Essen Sie dreimal täglich 5 bis 10 Kürbiskerne. Gründlich kauen!

Achtung: Kürbiskerne können Sie in der Apotheke oder im Reformhaus kaufen. Die aus dem eigenen Garten geernteten schwanken je nach Bodenbeschaffenheit sehr im Wirkstoffgehalt. Es schadet aber nichts, dann eine höhere Anzahl von Kernen zu essen.

Schlaflosigkeit

Schlaflosigkeit betrifft heutzutage nicht nur ältere Menschen. Dennoch gibt es spezielle altersbedingte Schlafstörungen – und entsprechende Hausmittel, die Abhilfe schaffen.

Bohnenkaffee:

Er wirkt vor allem bei älteren Menschen als Schlafmittel, bei denen Beruhigungsmittel versagt haben. Das ist dann der Fall, wenn die Schlafstörung oder allgemeine Unruhe von schlechter Hirndurchblutung verursacht wird.

Anwendung: Trinken Sie vor dem Schlafengehen 1 Tasse Bohnenkaffee.

Kamillen- oder Lavendelölbäder:

Anwendung: Geben Sie 6 Tropfen ätherisches Kamillen- oder Lavendelöl ins warme Badewasser. Die Badezeit sollte keinesfalls mehr als 15 Minuten betragen.

Achtung: Leiden Sie unter offenen Hauterkrankungen, dürfen Sie keine Bäder mit ätherischen Ölen nehmen!

Orangenblütenöl (Neroliöl):

Anwendung: Geben Sie 5 Tropfen des Öls ins warme Badewasser. Bleiben Sie nicht länger als 15 Minuten im Wasser.

Waldweidenröschentee:

Zubereitung: Übergießen Sie 1 Eßlöffel Waldweidenröschenblätter mit 1 Tasse kochendem Wasser; 5 Minuten ziehen lassen, abseihen.

Anwendung: Trinken Sie etwa 1/2 Stunde vor dem Schlafengehen oder zum Abendessen 1 Tasse von dem ungesüßten, heißen Tee.

Tip: Empfehlenswert sind auch Tees aus Baldrianblüten, Primelblüten, Johanniskraut, Melisse, Fenchel, Süßholz (allerdings nicht bei Bluthochdruck!), Katzenpfötchen, Hopfen, Pomeranzenblättern, Brombeerblättern und Lavendelblüten.

Raum für eigene Rezepte